MRI検査安全管理ハンドブック

──MRI装置および検査の安全管理──

土橋俊男○著

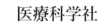
医療科学社

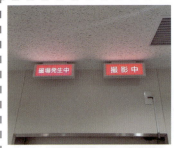
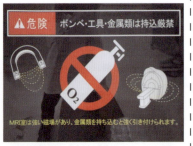

図3　「磁場発生中」,「使用中」などの表示（第1章）

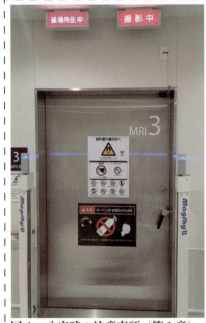
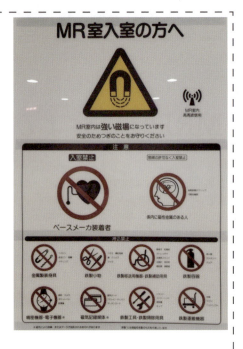

図4　入室時の注意事項（第1章）

患者，職員用の扉に各種注意事項が掲示されている．職員専用の扉には，クエンチ時の対応や緊急時の連絡先なども掲示している施設がある．

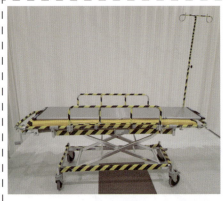
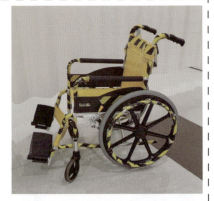

図6　MR対応製品の明確な区別（第1章）

MRI室に入れても良い物品であることが明確にわかるように，トラテープ等を巻いて他の物品と区別することが重要である．

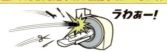
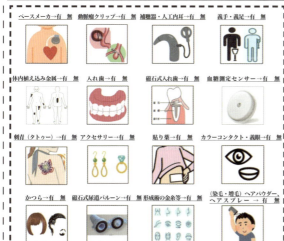

図2　検査前の金属等のチェック表（第3章）

検査直前に記入してもらい最終確認を行う．

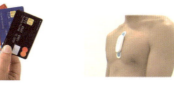
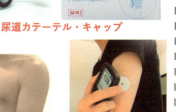

図3　検査直前の最終確認用資料（第3章）
図1　入室直前の確認用資料（第8章）

資料に示されている物品に関して，検査室の扉の前で担当者が画像を指さしながら身に着けていないことを最終確認してから入室させる．

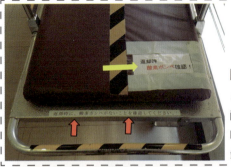

図2　MR専用のストレッチャー（注意書）（第6章）
ストレッチャーの酸素ボンベラックの上には，「返却時酸素ボンベ注意」と記載され（黄色矢印），さらに「返却時に，酸素ボンベがないことを確認してください」との記載もある（赤矢印）．

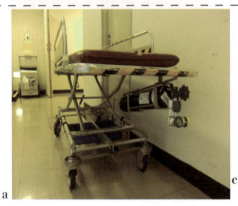
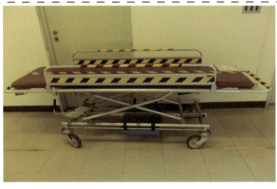
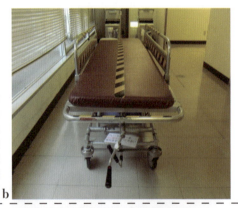

図3　事故起こした施設のMRI用のストレッチャー（第6章）
a：酸素ボンベがストレッチャーのボンベラックに載せられた状態．b：同様に酸素ボンベがストレッチャーに載せられた状態ではあるが，後方から見ると全く酸素ボンベが見えない．今回の事例は，このような状態で検査室内に入っている．c：同様に酸素ボンベがストレッチャーに載せられた状態である．大人の目線で横から見ると，ほとんど酸素ボンベが見えない．※MRI応用自在（メジカルビュー社），250頁の図3から引用（一部改変）．

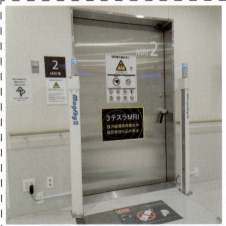

図8　磁性体センサー（実際の設置例）（第6章）
患者が使用する扉に設置し，強磁性体が通過もしくは近づくと表示灯と音声で患者本人や検査担当者に知らせる．

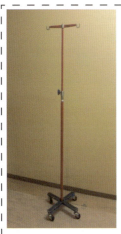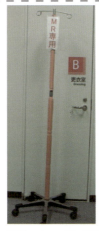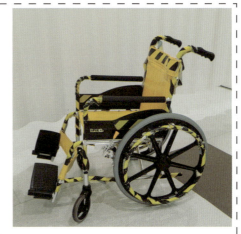

図9　MRI室用の車いす，点滴スタンド（第6章）
MRI検査室内に持ち込める物に関しては，誰が見ても分かるように色を変えたり，派手なマークをつけたりすることが重要である．

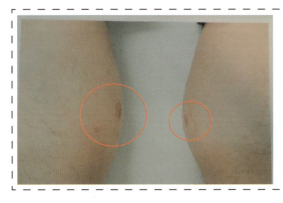

図11　ふくらはぎの火傷の事例（第6章）
ふくらはぎが接触していたことによる火傷の事例．検査後に，「フクハギが我慢できないほど熱かった」との訴えあり．筋肉質の体格の良い患者．※映像情報メディカル増刊号：CLINICAL MRI 2013, 79頁の図2から引用．

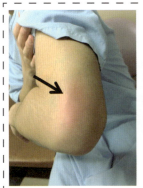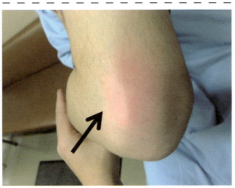

図12　火傷と思われる発赤が発生した事例（矢印）（第6章）
両手を腹部上で組み，肘は脇に置いた状態で検査を実施していた（肘は，Bodyコイルに接触していなかった）．

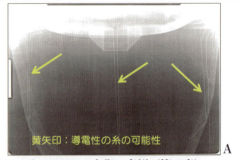
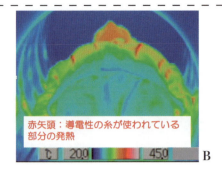

図14 パジャマによる火傷の事例（第6章）
A：パジャマのX線画像
B：同様のパジャマを着用した状態のボランティアによる撮像中のサーモ画像
パジャマに使用されていた導電性の糸（矢印）が原因と思われる火傷の事例．検査途中に背中の熱さを訴えたが，RFによる通常の体温上昇と思い検査を続行して熱傷が発生している．
※MRI応用自在（メジカルビュー社），249頁の図4から引用．

図1 MRの適合性を示す表示（第7章）
MR safe：いかなるMR環境においても既知の危険性を持たない物品．MR conditional：あらかじめ定められた使用条件下である，特定の環境においては既知の危険性がない物品．MR unsafe：あらゆるMR環境で既知の危険性が発生する物品．以上の3分類となる．

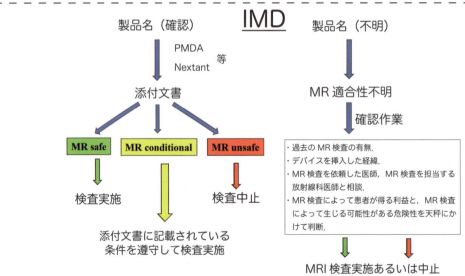

図3 IMDが存在する場合の検査対応方法の例（第7章）
添付文書上の販売名がわかれば添付文書を確認してMRI適合性や撮像条件を調べて対応する．IMDの存在は確認できてもその名称や材質を確認できない場合は，過去のMR検査の有無や，いつ，どこで，どのような疾患でインプラントを挿入したかを詳細に確認し，MR検査を依頼した医師やMR検査を担当する放射線科医師と相談することになる．最終的には，MR検査によって患者が得る利益と，MR検査によって生じる可能性がある危険性を天秤にかけることになる．

重要な基本的注意

17) 被検者位置決め用のレーザマーカのレーザ光を、被検者が直視しないように指示すること。
18) 検査室のドアが開いているときは、検査を開始しないこと。

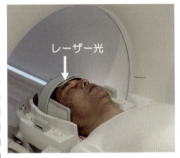
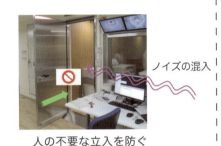

図15 使用上の注意の項に記載されている重要な基本的注意（第11章）
レーザ光の注意および外来ノイズの混入に関する注意事項

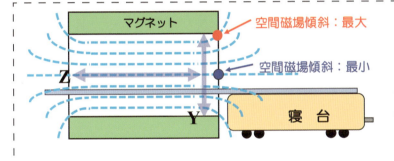

位置（R）	最大空間傾斜	
cm	T/m	G/cm
最大値	15.2	1520
50	12.4	1240
40	10.5	1050
30	8.3	830
20	6.2	620
10	5.3	530
0	5.1	510

図24 静磁場の勾配である最大空間傾斜の値（第11章）
自施設で使用されている装置の最大空間傾斜の値だけではなく，中心からの距離に対する値も入手し，デバイスの添付文書の制限値とデバイスのガントリー内での位置を照らし合わせて，MRI検査の可否を判断する．

まえがき

　MRI（磁気共鳴イメージング）検査は，核磁気共鳴（NMR）の原理を利用して，人体の内部を画像化する医療技術である．NMRは，物質中の原子核が強い磁場の中で共鳴する現象であり，1940年代には既に発見されていた．当時は，物質の分析に用いられることが主で，医療技術としては応用されていなかった．NMRが医療技術として応用されるようになったのは，1970年代である．NMRの原理を利用して，人体の内部を観察することができることを発見し，医療技術として応用されるようになり，1980年代には世界中の医療機関でMRI装置が導入されるようになった．

　MRI検査の技術は年々進化しており，より高精度で高速な画像処理が可能になっている．近年では，3T（テスラ）や7Tなどの強力な磁場を用いる超高磁場MRI装置も使用されており，人体の微細な構造を可視化することができるようになっている．診断だけでなく治療にも広く用いられている．例えば，MRIガイド下での手術や，がん治療における放射線療法の治療計画の際に使用されている．MRI検査は，神経科学の研究にも広く利用されており，高次脳機能障害や神経回路の解析に貢献している．

　MRI検査は，患者を強い磁場を有するガントリーの中に入れて，さらに高周波の電磁波を照射する．この電磁波によって原子核が共鳴し，放出されるエネルギーを検出することで，人体の内部の構造を画像化することができる．具体的には，原子核が共鳴する際に発生する微弱な信号をコイルで受信し，信号の周波数を解析することで画像が作成される．MRI検査で収集される画像は，生体組織の水分子の振る舞いを元に作られており，X線やCTスキャンなどの他の放射線を使用する医療技術とは異なる．MRI検査は，放射線被ばくのリスクがなく，低侵襲的な検査と考えられているが，非常に強い磁場と高周波を用いるために，これらに対する安全管理はきわめて重要である．

　安全管理の視点より，強い磁場下では，酸素ボンベ，点滴スタンドやストレッチャーなどによる大型強磁性体の吸着事故，体内に植込まれた医療機器（IMD: Implantable Medical Device）のMRI検査可否の判断，アクセサリーなどの装飾品の確認などが挙げられる．高周波に関しては，発熱によるやけど，化粧品による画像への影響や発熱に関しても注意を要する．このように，MRI検査を実施するまでには，的確な安全管理を遂行するうえで，多くのことを事前に確認しなければならない点が必須要件となる．

　近年，MRI装置の高磁場化・高性能化，さらにペースメーカや人工聴覚器などの条件付きでMRI検査が可能な埋め込み型デバイスの広がりなど，MRI検査の安全性に関わるリスク要因が増大している．MRI検査の安全性に関する共通した基準が不足していることも指摘されており，安全性に関する最低限の共通した基準の整備が求められる．そのうえで，施設ごとにさまざまな運用が異なるため，過去の論文，関連学会からの安全に関わる指針，厚生労働省からの通知，安全性に係る調査結果の報告などを参考にして，自施設に適合した教育訓練を含めた安全管理体制の構築が何よりも重要である．

　MRI検査の可否判断については，明確に「可」，「否」と判断することが難しい場合が少なくない．とくに，材質や製品の名称が不明な金属製のIMDなどが存在する場合は，検査の可

否判断が難しく確認に多大な時間と労力を費やす場合がある．本書においても，明確に可否判断を示せない項目も少なくない．そのため，MRI 検査部門で一番必要とされている「MRI 検査に関する安全の考え方」，「情報の収集方法」，「情報が掲載されているサイト」，「過去の関連論文」などの情報を 2 次元コードから MRI 検査部門ですぐに確認できるように利便性を考慮した．MRI 検査予約時におけるチェック体制等に関しては，必要なチェック項目などを例示し，詳しく解説することに心がけた．

　本書では，多くの論文，通知，指針等を 2 次元コードを利用して閲覧できるように工夫した．各施設にあった安全管理体制の構築ならびに安全で安心な MRI 検査を実施できるための一助となれば幸いである．

本書の特徴

　本書は，日常の診療業務の現場ですぐに役立つように，ネット上で公開されている参考文献や資料，関連学会や厚生労働省から発出されている指針や通知などの情報を2次元コードを利用して，本書を読みながらスマートフォンなどですぐに確認できるようにしている．ただし，一部の論文や動画に関しては，会員のみもしくは会員登録が必要なものもある．論文によっては，J-STAGE の購読者番号とパスワードの入力が求められる．INNERVISION に関しては，「innavi net」で論文の一部（1頁）のみ閲覧可能となっている．また，情報が掲載されているWeb サイトに関しても URL と共に2次元コードを利用できるようにしている．従来の書籍にも参考文献，関連情報などに関する URL の記載はあったが，紙の印刷物の場合この URL は利用しにくかったこともあり，本書では2次元コードを利用し，利便性の向上を図った．

　吸着事故事の例や吸着の実験例などに関しても，「安全な MRI 検査を考える会（https://mri-anzen.or.jp/）」の協力により，同様に2次元コードから一部動画を視聴できるようにしている．吸着事故がどのような状況において, どのような過程で発生したかを記載内容と動画の両方から知ることは，自施設の安全管理　（吸着事故防止）により役立つとものと考える．

　MRI 装置及び体内に植え込まれる医療機器（IMD: Implantable Medical Device）の添付文書に関しては，その重要性に鑑み詳細に記載した．

　今後は，印刷物出版界でも，動画とのリンクが多くなると思われるが，それを先取りした構成になっている．

　URL の変更，コンテンツの将来の改変，削除（リンク切れ）等により，資料が閲覧できなくなる可能性がある点はご了承いただきたい．この場合，論文のタイトル，資料や通知の名称などから検索していただきたい．

※用語について
①体内に存在する医療機器に関しては，デバイスやインプラントの用語が多用されているが，本書では「体内に植込まれた医療機器（IMD: Implantable Medical Device)」として「IMD」と記載している．ただし，一部デバイスやインプラントという表現も使用していることをお断りしておく．
②「MRI」と「MR」の使い分けに関しては，「MR 適合性」以外は基本的に「MRI 検査」,「MRI 装置」,「MRI 室」など「MRI」と記載することを基本とした．

※本文に関係する追加情報
　本文に関係する追加の情報，論文，通知などは【追加情報】として記載した．

※カラーの図に関して
　カラーの図は，本文中ではなく口絵（2〜7頁）にまとめて掲載してある．

※動画を閲覧する場合の推奨環境

OS

・Windows の場合、Windows10 以上

・Mac OS の場合、macOS Mojave 10.14 以上

・iOS の場合、iOS13.0 以上

・Android の場合、7.0 以上

＊テンキーの付いたスマートフォン、らくらくスマートフォン等は非対応.

ブラウザ

・Windows の場合、Microsoft Edge、Google Chrome の最新版

・Mac OS X の場合、Safari または Google Chrome の最新版

・iOS の場合、Safari の最新版

・Android の場合、Google Chrome の最新版

＊ Android で Galaxy をご利用の方

　Galaxy ブラウザ（Samsung Internet Browser）は動作保証外.

　Chrome ブラウザでアクセス.

＊目次＊

カラー図・2／まえがき・8／本書の特徴・10／目次・12／索引・142／あとがき・143

1．装置導入時に向けての事前準備と注意事項の確認　　14

1-1．MRI 装置設置における届出関係・・・・14

1-2．装置更新（廃棄）時の届出関係・・・・16

1-3．立入検査への対応・・・・16

1-4．安全管理上必要な装備品・・・・19

2．MRI 検査予約時の安全確認方法の実際　　20

2-1．事前確認（MRI 検査予約時）・・・・20

2-2．患者への説明・・・・20

3．MRI 検査当日の安全管理のチェックポイント　　25

4．MRI 検査中及び検査終了後のチェックポイント　　30

4-1．MRI 検査中・・・・30

4-2．MRI 検査終了後・・・・30

5．保守点検（定期点検，日常点検）　　34

5-1．保守（定期）点検・・・・34

5-2．日常点検（始業点検，終業点検）の留意点・・・・37

5-3．定期点検，日常点検の実際（検査担当者が実施する日常点検の実際）・・・・38

6．静磁場，RF 磁場の安全管理　　42

6-1．静磁場の安全管理・・・・42

6-1-1．強磁性体の吸着事故防止・・・・42

6-1-2．吸着事故防止システム・・・・46

6-1-3．吸着事故防止のポイント・・・・47

6-2．RF 磁場の安全管理・・・・50

7．体内に植込まれた医療機器（IMD: Implantable Medical Device）の確認及び対応　　56

7-1．動脈瘤クリップ・・・・57

7-2．ステント・・・・58

7-3．コンタクトレンズ・・・・60

7-4．磁性アタッチメント・・・・61

7-5．能動型条件付き MRI 対応デバイス・・・・62

7-6．その他のデバイス・・・・64

8．被検者の装着品，化粧品，経皮吸収貼付剤などの注意　71

8-1．患者の装着品・・・・71

8-2．化粧品・・・・74

8-3．経皮吸収貼付剤・・・・75

9．患者急変時，震災などの緊急時の対応　79

10．クエンチ発生時の安全対策　86

11．添付文書　88

11-1．医療機器の添付文書・・・・88

11-2．MRI 装着の添付文書・・・・88

11-3．MRI 装置の添付文書に基づいた安全管理・・・・90

11-3-1．作成又は改定年月日，承認番号，一般的名称，販売名，医療機器のクラス分類及び特定保守管理医療機器，設置管理医療機器・・・・90

11-3-2．警告・・・・90

11-3-3．禁忌・禁止・・・・92

11-3-4．使用方法等・・・・92

11-3-5．使用上の注意・・・・92

11-3-6．保管方法及び有効期間等・・・・97

11-3-7．保守・点検に係る事項・・・・98

11-4．体内に埋め込まれる医療機器の添付文書・・・・98

11-4-1．MRI に関する通知（通達）・・・・99

11-4-2．MRI 検査に関する安全評価についての記載義務付け・・・・99

11-4-3．添付文書の確認（検査現場での対応）・・・・100

11-4-4．MRI 検査の撮像条件の解釈について・・・・101

12．その他　109

12-1．診療報酬について・・・・109

12-2．一般社団法人・安全な MRI 検査を考える会の活動状況・・・・115

12-2-1．MRI SAFETY FORUM・・・・117

12-2-2．MRI 安全ワークショップ・・・・118

12-2-3．Web TV・・・・119

12-2-4．安全教育ツール・・・・120

12-3-1．条件付き MRI 対応人工内耳装用者の MRI 検査に関するアンケート調査結果・・・・121

12-3-2．ステント，クリップや整形外科用金属等の電源を有しない受動型埋込医療機器（passive implant）の添付文書に関するアンケート調査結果・・・・131

1. 装置導入時に向けての事前準備と注意事項の確認

MRI 装置は，放射線を使用しない医療機器であり，X 線装置などを設置する際に必要な備付届（設置届），変更届や労働基準監督署へ提出する摘要書は必要ないが，設置時（更新時）には，放射線を使用する放射線医療機器とは異なる準備が必要である．

【追加情報】
　道府県によっては X 線装置と同様に備付届（設置届）や変更届の提出を求められることもあるため，確認は必要である．MRI の「設置届」の記入項目および添付資料の例を図 1 に示す．

MRI 装置設置届				
次のとおり MRI を設置したので届け出ます．				
病院・診療所	名称		病床	有・無
	所在地		電話番号	
MRI 装置	制作者名			
	型式			
	静磁場発生機構			
	静磁場強度			
	用途			
	使用診療室名			
MRI 診療に従事する医師，歯科医師，診療放射線技師，臨床検査技師	氏名			
	資格			
	登録年月日			
	経歴			
	登録番号			
設置年月日				
※添付書類	配置図（「使用中」，「磁場発生中」の注意標識及び注意事項の掲示場所を記入）			
	平面図，側面図			
	磁場測定図			
	使用に関する注意事項			
	高周波利用設備許可状の写し			

図 1　MRI 装置の「設置届」の記入項目と添付書類の例
道府県により，X 線装置と同様に「設置届」と「変更届」などが必要な場合もある．

1-1．MRI 装置設置における届出関係

　MRI 装置を設置もしくは更新する場合には，備付届（設置届）や変更届，摘要書の提出は必要ないが（上記記載のように必要なところもある），「病院開設許可事項一部変更許可申請書」，「病院開設許可事項一部変更使用許可申請書」や「病院開設許可申請書」，「病院使用許可申請書」などは必要になる（装置の更新で，間仕切りの変更など建屋の改修がない場合は，「病院開設許可事項一部変更許可申請書」が必要ない場合もある）．装置の設置が終了し，「病院開設

許可事項一部変更使用許可申請書」もしくは「病院開設許可申請書」を提出し，使用前検査を受けて使用開始となる（**図2**）．「病院開設許可事項一部変更使用許可申請」については，使用前検査を要するものと，要しないものがあるため，許可書の交付時に要，不要を通知される．東京都の場合，東京都福祉保健局の「病院の許可・届出手続きの流れ」に詳細に記載されている（https://www.hokeniryo.metro.tokyo.lg.jp/iryo/kanri/nagare.html：2次元コード1）．

2次元コード1

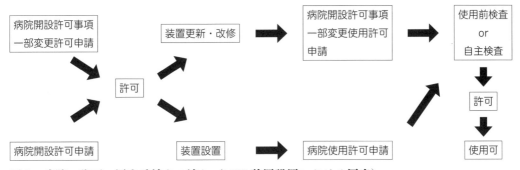

図2　病院の許可・届出手続きの流れ（MRI装置設置における届出）

　MRI装置はX線を使用しないが，高周波（RF）を使用するために，放射線治療装置のリニアックと同様に電波法第100条に基づく高周波利用設備の届出（許可）が必要になる．電波法第100条では，高周波電流の利用により設備から電波が輻射され，放送や無線通信に妨害を与えるおそれがあるため，10kHz以上の高周波電流を利用する工業用加熱設備，医療用設備，各種設備については，設置にあたり個別に総務大臣の許可を受けるよう定められている．申請は，設備を設置しようとする者（施設）が，法令で定められた申請書及び添付書類のほか，外観図，設置場所付近の図面等を添えて，設置場所・常置場所を管轄する総合通信局長に申請する．複数台のMRI装置を設置する場合は，装置ごとに追加の申請が必要になる．装置を更新または廃棄した場合も申請が必要になる．

2次元コード2

　今回の申請が施設として初めての場合は，「高周波利用設備許可申請」を使用する．装置の増設，更新もしくは設置場所の変更などは，「高周波利用設備変更許可申請」になる．許可を受けている高周波利用設備の一部を廃棄した場合は「高周波利用設備変更届」になり，同一許可番号に属している装置を全て使用しなくなった場合は，「高周波利用設備廃止届」になる．申請に関する詳細は，総務省関東総合通信局（https://www.soumu.go.jp/soutsu/kanto/other/koshuha/dl/dl-setti/index.html：2次元コード2）に掲載されている．

2次元コード3

　装置の更新などで，間仕切りの変更など建屋の改修がない場合は，「病院開設許可事項一部変更許可申請書」が必要ない場合もある．この場合は，高周波利用設備の届出のみ必要になる．

　MRI装置やCT装置などを設置・更新した場合は，「医療機器共同利用計画書」を提出する必要がある．東京都の場合は，「東京都外来医療計画：https://www.hokeniryo.metro.tokyo.lg.jp/iryo/iryo_hoken/kanren/gairaikeikaku.html（2次元コード3）」の(2)医療機器の共同利用に関する手続きで確認できる．「CT・MRI等の対象医療機器を設置・更新される医療機関の方へ：https://www.hokeniryo.metro.tokyo.lg.jp/iryo/iryo_hoken/kanren/gairaikeikaku.files/iryou-kiki3.pdf（2次元コード4）」に詳細が記載されている．

2次元コード4

1-2. 装置更新（廃棄）時の届出関係

X線装置を更新（廃止）した場合は，変更届もしくは廃止届が必要になるが，MRIの場合はそのような届出の必要はない（追加情報に記載したように、道府県によってはX線装置と同様に届出を求められる場合もあるため，確認は必要である）．ただし，電波法第100条に基づく高周波利用設備の高周波利用設備変更届は必要になる．MRI装置の更新時の対応は，「1-1. MRI設置における届け出関係」に記載した通りである．

1-3. 立入検査への対応

医療法では，MRIに関しては装置及び検査室の構造設備基準や取り扱いの規定はない．ただし，安全管理の面から金属類の持ち込み防止や体内に植込まれた医療機器（IMD: Implantable Medical Device）の確認など以下に示す項目への配慮が必要になる[1]．

---

①「磁場発生中」，「使用中」などの表示（**図3，2頁**）

②入室時の注意事項(酸素ボンベや点滴スタンドなどの持ち込み禁止,禁忌事項などの掲示)（**図4，2頁**）

③検査依頼時の安全項目（禁忌事項）のチェック体制（**図5**）

④聴覚保護の注意

⑤検査直前の問診票などによるチェック体制

⑥金属探知機などの備付け

⑦強磁性体製品とMR対応製品の明確な区別（**図6，2頁**）
　1.5T対応品と3.0T対応品があるので，注意と確認が必要．

⑧病院職員に対する定期的な教育訓練の実施

以上の8項目に関しては，医療法第25条第1項の規定に基づく立入検査時に確認される可能性が大きい．特に，検査当日の直前の問診票による確認は，その内容を誰が確認したのかが明確にわかるように，サインもしくは押印をすることが推奨される．さらに，ダブルチェック体制も求められるので，複数人による確認が行われていることが望ましい．また，担当者は金属探知機などの設置とその使用方法について，あらかじめ把握しておく必要がある．

MRI装置は，保守点検・修理その他の管理に専門的な知識及び技能を必要とする医療機器として，厚生労働省から「特定保守管理医療機器」に指定されている．さらに，特定保守管理医療機器の中でも設置に当たって組み立てが必要かつ保健衛生上の危害の発生を防止するために組み立てに係る管理が必要な医療機器として，「設置管理医療機器」にも指定されている．この設置管理医療機器では，製造販売会社が交付する設置管理基準書に従って適正に設置することが義務付けられている．

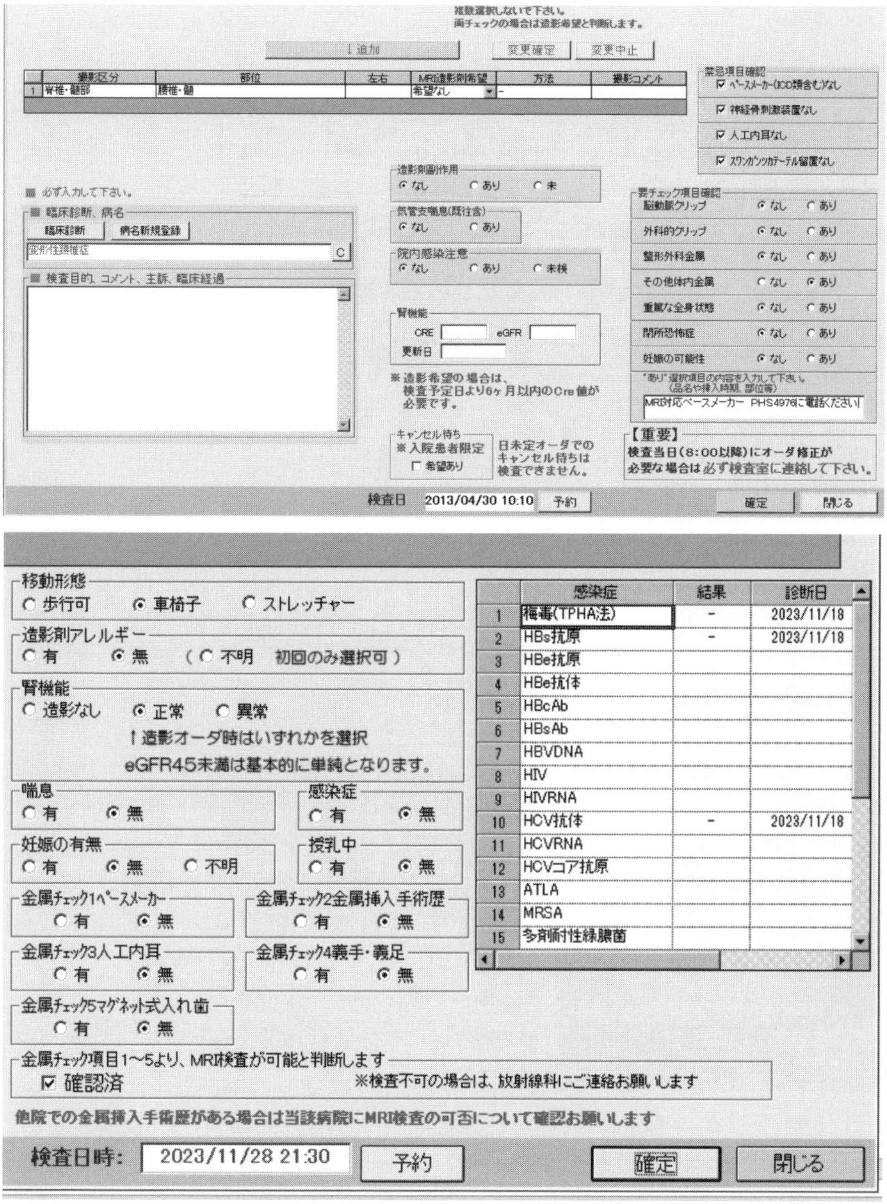

1．装置導入時に向けての事前準備と注意事項の確認

図5　医師による MRI 検査予約時の電子カルテの画面（2施設の例）
　施設により内容や画面の校正は異なるが，禁忌項目や体内金属のチェックをして予約を行う．検査予約時の最初のチェックになる．

　納入業者は，事前に以下の項目が設置基準に合致していることを確認しなければならない．

①MRI 室の電波シールド性能(メーカにより指定された電波シールド能力であることを確認)

②MRI 室の磁気シールド性能(メーカにより指定された磁気シールド能力であることを確認)

③立入制限区域（0.5mT（5 Gauss）以上の漏洩磁場強度領域が MRI 施設より外にある場合には，安全標識等で注意が喚起されていることの確認）温度／湿度（MRI 室，操作室，機械室がメーカにより指定された温湿度の範囲内であることを確認．特に全身 SAR を考

慮すると，MRI 室内温度は 25℃以下とする）
④MRI 室には、緊急排気装置と酸素モニターが備わっていることの確認（超電導タイプのマグネットの場合）
⑤床強度の確認（マグネットの質量に充分耐える床構造）
⑥機械室の給水設備の確認（水冷ユニットを使用する装置の場合）
⑦MRI 室の換気システムの確認

以上の 7 項目は，医療法第 27 条の規定に基づく病院等の使用前検査で確認される．実際に MRI 装置の使用前検査で必要となる書類を下記に示す（東京都）．

1. 磁場シミュレーションマップ
2. ヘリウム排気図
3. 高周波利用設備許可状
4. 漏洩磁場測定報告書
5. 電波シールド性能測定報告書
6. 医療機器の安全に係る研修（取説）記録
7. クエンチ時の対応（手順・緊急連絡網）
8. ヘリウム排出口の画像（注意事項掲載）（**図 7**）
9. 物品確認（金属探知機、非磁性車椅子等）

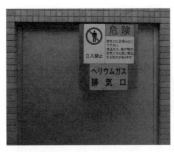

図 7　ヘリウム排出口の画像
クエンチ時にヘリウムガスが噴き出すため，ヘリウムガスが排出されることや注意事項が記載されている．障害物がおかれたり，鳥が巣を作っていないかなど，緊急時にヘリウムガスの排出に影響がないことを定期的に確認する必要がある．

6 の研修記録に関しては，施設に初めて導入する医療機器に関しては必ず実施し，記録を残すことが必要である．定期的な立ち入り検査でも，前年度に導入した新規放射線医療機器に関しては，必ず確認される．

また，以下の設備変更の必要性が生じた場合や以下の環境の変化が予想される場合には，メーカに相談する必要がある．

①MRI 室の近くにエレベータを設置する，駐車場を設置するなどの環境変化（外来磁場変動）
②電車の新設，高圧電線の敷設など（外来磁場変動）
③電波発信基地の新設（電波シールド性能見直し）
④ヘリウム排気口付近の環境変化（出口をふさぐ障害物の設置）
⑤MRI 装置の漏洩磁場が及ぶエリアへの医療機器の設置（磁場に敏感な装置の設置制限）

医療法第 25 条第 1 項の規定に基づく都道府県の立入検査時に MRI 関係で必要になると考えられる書類及び記録を**表 1** に示す．マニュアルなどは毎年見直しをする必要があり，見直しを実施した日付を記載しいつ更新したかがわかるようにしておく必要がある．

なお，特定機能病院などでは，国による「特定機能病院の立入検査」（医療法第 25 条第 3 項）について，都道府県による「医療機関の立入検査」（医療法第 25 条第 1 項）と合同で実施される場合が多い．

表 1　医療法第 25 条第 1 項の規定に基づく都道府県の立入検査時に MRI 関係で必要になると考えられる書類及び記録

MRI 検査の安全管理体制の整備	
	MRI 受検者に対して禁忌事項の確認，説明方法
	MRI 受検者に対して事前チェック方法（問診等）
	磁性体検知器，金属検知器の整備（使用方法の確認）
MRI 専用の機器，用具等は，分かりやすく統一した表示	
MRI 室に入室する可能性のある職員に対しての安全研修記録	
条件付き MRI 対応不整脈治療デバイス患者の検査を行っている場合	
	検査時に除細動器が近くに配置されているか（AED は不可）の確認
	マニュアル（手順書）の整備
	従事者の研修記録
緊急検査時のデバイス・体内金属のチェック体制の整備	
	マニュアルの整備
機器の品質管理の実施	
	日常的に行っている始業・終業点検記録
	定期点検記録
	日常的にヘリウム残量のチェックを行っている記録
	始業点検時にファントム撮像を行っている記録
	ファントム画像の SNR，SD 等の計測を行っている記録

1-4．安全管理上必要な装備品

患者の搬送に必要な MRI 対応の車いす，ストレッチャーは安全管理上必須である．MRI 装置の寝台が脱着式の場合で，前室で患者の移動をすべて行う施設では，これを設置していない施設もある．サチュレーションモニターや人工呼吸器，金属探知機，磁性体センサー等も必要に応じて準備する必要がある．この他に，点滴スタンド，静注台，カートやワゴン，血圧計，聴診器なども必要に応じて検討する必要がある．これらは，装置稼働後に追加で揃えるのは，施設によっては難しい場合もある．機種選定時に，自施設の状況を考慮して，安全管理に必要な装備品に漏れがないように仕様書に含めておくことが重要である．

【参考文献】
1．比べて理解（CT 検査 & MRI 検査）：9.2 MRI における届出関係．163，ピラールプレス，2018．

2．MRI 検査予約時の安全確認方法の実際

　MRI 検査予約時の禁忌項目や体内に植込まれた医療機器（IMD: Implantable Medical Device）の確認，検査の説明，検査当日の確認などについては，施設によっていろいろなパターンがあると思われる．そのため，標準的な方法として示すことは難しく，例として数施設の流れと，「一般社団法人・安全な MRI 検査を考える会」で作成した資料などについて記載する．

2-1．事前確認（MRI 検査予約時）

　医師が MRI 検査を予約するときが最初の事前確認になる．ここでは，MRI 検査が可能かを判断する必要がある．禁忌項目の確認，IMD の確認，騒音や長時間の仰臥位に耐えられるかなど，MRI 検査の実施における重要な事柄を確認する必要がある．女性の場合は妊娠の有無の確認も必要である．予約時の電子カルテによるチェック内容の例を図 1（a，b，c）に示す．

　施設によりチェック項目に違いはあると思われるが，予約時に医師が患者に確認し，すべての項目にチェックを入れることで予約が完了するようになっていると推察する．この MRI 検査予約時の最初の確認はきわめて重要であり，オーダー画面上に「オーダー内容の責任は全て，オーダーを入力したログイン医師に問われます」と記載してある施設もある．図 1（C）の施設では，「検査の禁忌について」，「体内金属あり」をクリックすると，それぞれの対応方法についての説明が表示されるようになっている．

　施設によっては，動脈瘤クリップ「あり」を選択すると，MRI 対応であることを確認したことがわかるように「MRI 対応を確認」などと記載するようになっている．現状の多くの動脈瘤クリップは MRI 対応であるが，過去に海外で死亡事例が報告されているため，安全確保のために予約時の確認としている施設もある．MRI 検査当日に動脈瘤クリップが使用されていることが判明した場合，確認に時間をとられることもあり，スムーズに検査を進める上でも必要な事前確認事項である．

　条件付き MRI 対応不整脈治療デバイスや，条件付き MRI 対応神経刺激装置などの電源を有する能動型植込医療機器（active implant）に関しては，各施設で予約方法を工夫して対応していると思われる．それぞれのデバイスの実施条件や施設基準に合わせて対応することになる．

2-2．患者への説明

　MRI 検査予約時に MRI 検査の特徴や注意事項を記載した予約表などを渡すことが多いと思われる．記載内容に沿って説明し，MRI 検査までに予約表の記載内容を確認してもらう必要がある．参考までに，2 施設の予約表（患者説明用）に記載されている項目のみを図 2 に示す．

　MRI 検査ができない禁忌項目の確認，IMD や常時使用している医療機器の確認，MRI 室に持ち込めない物品の確認など，安全に MRI 検査が実施できるように患者に確認してもらう事柄などを記載している．

　予約表と同時に問診票を渡し，検査当日までに記載して検査時に持参してもらう運用もあると考える．各施設の状況に合わせて運用方法を決めれば良いと思われるが，確認漏れがないよ

うにしなければならない.

　一般社団法人・安全な MRI 検査を考える会から,「患者さんと家族のための MRI 検査説明支援ツール」として, 動画で検査内容や注意事項を確認できるシステムが販売されている (https://growlab.co.jp/mriinformed/：2 次元コード１). 検査説明用紙のサンプルを自施設用にカスタマイズして, 動画を組み込んで使用できるようになっている. 動画は, ① MRI 検査の概要がわかる「MRI 検査とは？」, ② MRI 検査を受ける時の注意事項がわかる「MRI 検査を受ける前に」, ③ MRI 検査をバーチャル体験できる「MRI 検査の様子」の３種類となっている. 各動画は４〜５分程度にまとめられており, 検査当日までに空いた時間を利用して確認できるようになっている. 動画による説明は, 年齢に関係なく検査内容や注意事項を理解しやすいツールとなっている. 当日の確認もスムースに行うことができると考える. 安全, 安心な MRI 検査を行う上で, 有用な方法である.

移動形態		
○歩行可能	○車椅子	○ストレッチャー

造影剤アレルギー		
○有	○無	（○不明　初回のみ選択可）

腎機能		
○造影なし	○正常	○異常
	造影オーダ時はいずれかを選択 eGFR45 未満は基本的に単純になります	

喘息		感染症	
○有	○無	○有	○無

妊娠の有無			授乳中	
○有	○無	○不明	○有	○無

金属チェック１　ペースメーカー		金属チェック２　金属挿入手術歴	
○有	○無	○有	○無

金属チェック３　人工内耳		金属チェック４　義手・義足	
○有	○無	○有	○無

金属チェック５　マグネット式入れ歯	
○有	○無

金属チェック項目１〜５より, MRI 検査が可能と判断します
□確認済　※検査不可の場合は, 放射線科にご連絡をお願いします。

他院での金属挿入手術歴がある場合は当該医療機関に MRI 検査の可否について確認をお願いします。

図 1-a　事前確認（検査予約時の電子カルテを用いた確認）：施設 A

造影剤副作用			要チェック項目　確認		
○なし	○あり	○未	脳動脈瘤クリップ	○なし	○あり
気管支喘息			外科的クリップ	○なし	○あり
○なし	○あり		整形外科金属	○なし	○あり
院内感染注意			その他の体内金属	○なし	○あり
○なし	○あり	○未検	重篤な全身状態	○なし	○あり
腎機能			閉所恐怖症	○なし	○あり
CRE		eGFR	妊娠の可能性	○なし	○あり
更新日			「あり」選択項目の内容を入力してください.（品名や挿入時期，部位等）		

禁忌項目確認
□ペースメーカー（ICD を含む）なし
□神経刺激装置なし
□人工内耳なし　□条件付き MRI 対応人工内耳あり
□スワンガンツカテーテル留置なし

図 1-b　事前確認（検査予約時の電子カルテを用いた確認）：施設 B

★★オーダー内容の責任は全て，オーダーを入力したログイン医師に問われます★★				
・ペースメーカー	□なし			検査の禁忌について
・1 時間安静を保つことができる	○可	○不可		
・手術の既往	○あり	○なし		体内金属あり
・体内金属，取り外せない金属類	○あり	○なし		
・刺青	○あり	○なし		
・妊娠の可能性	○あり	○なし		
・造影剤の使用について	○単純	○造影	○一任	○造影禁忌

患者の移動方法	○歩行	○車椅子	○ストレッチャー
閉所恐怖症	○なし	○あり	○オープン型希望
体重	_____kg		
酸素吸入の必要性	○なし	○あり	
気管支喘息の既往	○なし	○あり	
授乳している	○なし	○あり	
承諾書	○なし	○あり	

図 1-c　事前確認（検査予約時の電子カルテを用いた確認）：施設 C

〈図 1 の説明〉禁忌項目の確認，IMD の確認，騒音や長時間の仰臥位に耐えられるかなど，検査実施における重要な事柄を確認する．施設によりチェックする項目に違いはあると思われるが，予約時に医師が患者に確認し，すべての項目にチェックを入れることで予約が完了するようになっていると思われる．オーダー画面上に「オーダー内容の責任は全て，オーダーを入力したログイン医師に問われます」と記載し，検査依頼医の確認の重要性を喚起している施設もある．

２．MRI 検査予約時の安全確認方法の実際

MRI 検査説明書		
患者情報：氏名・ID	検査日時	依頼料・依頼医
１．検査のための食事制限の有無		
２．妊娠またはその可能性がある場合の検査対応の説明		
３．心臓ペースメーカー，植込み型除細動器の使用がある場合の検査対応の説明		
４．人工内耳（人工聴覚器）を使用している場合の検査説明		
５．マグネット式入れ歯（磁性アタッチメント）を使用している場合の検査説明		
６．体内金属がある場合の検査説明		
７．消化管内視鏡などに腹部にクリップがある場合の検査説明		
８．入れ墨（アートメイクを含む）の検査説明		
９．検査前に取り外す物品の説明		
10．持続血糖測定器（Free Style 等）の取り外しに関する注意事項の説明		
11．検査当日の受付場所の説明		
12．予約日の変更や取消の方法及び連絡先		
安全に MRI 検査ができるよう，以下の質問がありますので記入願います．		
ペースメーカーや人工内耳が体内に入っていますか？		＿＿＿＿＿＿
手術・消化管内視鏡を受けたことはありますか？		＿＿＿＿＿＿
手術による金属，内視鏡のクリップ，マグネット式入れ歯，入れ墨はありますか？		＿＿＿＿＿＿
体重を記入願います．		＿＿＿＿＿＿ kg

図 2-a　患者への説明内容：施設 A

MRI 検査を受けられる方へ		
患者情報：氏名・ID	検査日時	依頼料・依頼医
１．検査当日の受付場所の説明		
２．MRI 検査に関する注意事項の説明		
①食事の有無に関する説明		
② MRI 検査の特徴の説明		
狭い空間に長時間入った状態で検査を行う点		
③強い磁石を使用する検査のため，検査室内に持ち込めない物品類の説明		
④体内の金属の有無に関する検査前の申し出に関する説明		
⑤妊娠もしくは妊娠の可能性がある場合の検査前の申し出に関する説明		
３．重要なお願い		
①心臓ペースメーカ，埋め込み型除細動器（ICD），神経刺激装置，スワンガンツカテーテル，人工内耳などの MRI 検査が禁忌となる医療機器の説明		
②カラーコンタクトレンズ（コンタクト）の取り外しの説明		
③造影剤を使用した場合の注意事項の説明		
④予約日の変更や取り消しの場合の連絡先		

図 2-b　患者への説明内容：施設 B

〈図２の説明〉MRI 検査ができない禁忌項目の確認，IMD や常時使用している医療機器の確認，検査室に持ち込めない物品の確認など，安全に MRI 検査が実施できるように患者に確認してもらう事柄などを中心に記載している．

参考文献1

参考文献2

【追加情報】
　INNERVISION 2023.6月号に，村上により「検査専門クリニックのMRI検査ワークフロー」[1]について記載されている．一部ではあるがネット上に公開されている（https://www.innervision.co.jp/ressources/pdf/innervision2023/iv202306_034.pdf）．また，土井により「検査説明から考える安全・安心なMRI検査」[2]が記載されている．同様に一部ではあるがネット上に公開されている（https://www.innervision.co.jp/ressources/pdf/innervision2023/iv202306_044.pdf）．どちらも，予約方法や患者説明を考える上で参考になる内容である．

考える会

第4回

第5回

【追加情報】
　安全なMRI検査を考える会（https://mri-anzen.or.jp/）が主催で行った「第4回MRI安全Webワークショップ：トラブルを防ぐための問診を考える－訴訟社会におけるMRI検査－（https://mri-anzen.or.jp/archive2022-jun/）」と「第5回MRI安全Webワークショップ：あなたは説明責任を果たしていますか？－安全なMRI検査は検査説明から－（https://mri-anzen.or.jp/archive2023-jan/）」で関連テーマについてワークショップが行われた．安全なMRI検査を考える会のWebサイトでワークショップの動画が視聴できるようになっている．

問診票・同意書

【追加情報】
　安全なMRI検査を考える会がサンプルとして作成した「検査説明シート」を基に，山形県立新庄病院の矢部らがMRI検査説明時に患者に十分な理解を得て合意形成を図るための「問診票・同意書」を作成し，第51回・日本磁気共鳴医学会でその有用性を報告している．この「問診票・同意書」は，安全なMRI検査を考える会のWebサイトに掲載されている．会員登録すれば，無料でダウンロード可能である．https://mri-anzen.or.jp/archive2023-jan/

【参考文献】
1. 村上峰人：検査専門クリニックのMRI検査ワークフロー．INNERVISION，38（6），34-37，2023．
2. 土井司：検査説明から考える安全・安心なMRI検査．INNERVISION，38（6），44-37-46，2023．

3．MRI検査当日の安全管理のチェックポイント

　MRI検査担当者は，医師がMRI検査の予約時に確認した項目の内容をRIS（放射線科情報システム：Radiology Information System）や書面等で確認する．禁忌項目や体内金属の有無など，MRI検査の実施に問題ないことを確認する．さらに，MRI検査当日に，患者に対して「問診票」を記入してもらう施設が多いと思われる（予約時に事前に患者に渡し，MRI検査当日までに記入して当日持参させている施設もあると思われる）．当日の，MRI検査担当者による最後の確認は，MRI検査の安全を担保する上では非常に重要になる．

　MRI検査予約時の禁忌項目や体内金属の確認は，安全なMRI検査を実施する上で重要なチェックになる．MRI検査予約時の確認と，MRI検査直前のMRI検査担当者による問診票を用いた確認で，情報の不整合が認められる場合がある．各種IMD存在しているにも関わらず，MRI検査を予約する段階では見逃されていることもある．MRI検査が禁忌である人工内耳が使用されているにも関わらずMRI検査が予約され，MRI検査当日の問診票でその存在がわかり，MRI検査を中止した事例などもある．患者の申告漏れや，質問事項をうまく理解できずにあやふやに回答したりする場合もある．医師が誤解する場合もある．以前われわれが行ったMRI検査予約時の医師によるIMDの確認と，検査直前のMRI検査担当者による問診票を用いたIMD確認の不整合を1年間調べた調査では，検査総数約12,000例に対して動脈瘤クリップやステントの不整合が26件，人工内耳の不整合が2件，義眼が1件，人工関節や髄内釘などの整形外科用金属材料が11件であった．割合としては非常に少ないが，MRI検査直前のMRI検査担当者による二重チェックがいかに重要かわかるデータである[1]．MRI検査予約時の医師による安全確認は当然であるが，MRI検査直前の問診表や事前調査表などによるMRI検査担当者の確認が必要である．MRI検査担当者によるMRI検査直前の再確認は，安全なMRI検査実施には欠くことができない重要なチェック体制である[1]．

参考文献1

　MRI検査当日に使用している問診票やチェック表の3施設の例を図1（a～c）に示す．自施設にあった書式で対応すれば良いと考えられるが，禁忌項目や体内金属，装飾品などのチェックと女性であれば妊娠の有無などの確認は必要である．

　前章の図1-a（第2章）の施設Aでは，予約完了後に図2-a（第2章）に示した項目を記載したMRI検査説明書を渡し，MRI検査の注意事項を周知している．さらに，患者の体内金属などに関する記入欄を設けている．患者は，MRI検査当日このMRI検査説明書を持参し，MRI検査前に図2（3頁）に示した「MRI室入室前の金属チェックリスト」を記入して，MRI検査担当者が最終確認を行っている．図1-b（第2章）の施設Bでは，MRI検査の予約時に図2-b（第2章）に示した項目を記載したMRI検査説明書を渡し，MRI検査当日には図1-aの「問診票」を使い最終確認をしている．さらに，この施設ではMRI室に入室する直前に，患者とMRI検査担当技師が対面で図3（3頁）の資料を使用して再確認し，うっかり忘れてMRI検査室内に持ち込むことを防止している．図1-c（第2章）の施設Cでは，MRI検査の種類により問診票の内容を検査内容に合わせて一部変更している．また，保険診療と健診で問診のデザインを変えている（図1-c）．

施設により確認方法は異なるが，各施設の実情に合わせてより良い方法を考案し，確認漏れによる事故が発生しないようにする必要がある．今回示した資料は一部の施設で使用しているものであるが，参考になる資料である．

	担当技師記入欄	

MRI 検査事前調査票

患者情報：氏名・ID・生年月日・体重・記載日（検査日）等の記載

■MRI 検査は、強い磁石を使用して検査を行います.

安全に検査を施行するため，下記の項目について記入お願い致します。

■下記の金属や装置が体内または体外にある場合はチェック ☑ を入れて下さい.

□心臓ペースメーカ	□除細動器	□神経刺激装置	□骨成長刺激装置	□人工内耳
□動脈瘤クリップ	□ステント	□シャントバルブ	□人工関節などの金属	
□カプセル内視鏡	□植込み型心臓モニタ（ICM）		□ホルター心電図	

□心臓に生体弁・人工弁論の植込み手術をしている．（植込みカードを所持している場合は，担当者にご提示下さい)

□止血用クリップ	□消化管チューブ

□その他の不明金属が体内にある.

・・ ・・ ・・ ・・ ・・

■下記の項目にお答えください.

はい	いいえ	MRI 検査を以前に受けたことがある.
はい	いいえ	MRI 検査用の造影剤を使用したことがある.
はい	いいえ	以前に造影剤を使用した際，気分が悪くなったり，ほっしんがでたことがある.
はい	いいえ	喘息（ぜんそく）と言われたことがある.
はい	いいえ	閉所恐怖症の可能性がある.
はい	いいえ	入れ墨，アートメイク等を施している.

■《女性のみ該当するものをお答え下さい》

※はい・いいえ	妊娠中，もしくは妊娠している可能性がある.
※はい・いいえ	現在授乳中である.
※最終月経　　月　　　日（月経周期　　日）	
※閉経　　歳	

・・ ・・ ・・ ・・ ・・

■ MRI 検査を行う際の注意事項

■強い磁石を使用して検査を行います. 次の物は故障，破損，熱傷等

検査に影響を及ぼす場合があります. 事前に必ず取り外して検査を受けて下さい.

金属物‥‥‥‥‥‥時計・メガネ・鍵・ライター・ヘアピン等・貴金属類
磁気カード‥‥‥‥キャッシュカード・テレホンカード・定期券等
その他‥‥‥‥‥‥取り外しのできる義歯・補聴器・カイロ・コンタクトレンズ・貼付製剤（湿布等）
（磁石で義歯を固定する磁性アタッチメントを使用している場合は，必ず検査担当者にお伝え下さい）
その他ご不明な点がありましたら，検査担当者にお尋ね下さい.

図 1-a　検査当日に使用している問診票やチェック表の例（施設B）

３．MRI 検査当日の安全管理のチェックポイント

MRI 検査事前調査票・同意書

患者情報：氏名・ID・生年月日・記載日（検査日）等の記載

■ MRI 検査は，強い磁石を使用して検査を行います．
安全に検査を施行するため，下記の項目について記入お願い致します．

1	□はい	□いいえ	心臓ペースメーカ・除細動器・神経刺激装置を使用している．（MR 対応のものを含めて）
2	□はい	□いいえ	手術の既往があり，脳動脈瘤クリップ・シャントバルブ・ステント・人工内耳・人工関節等の医療用材料が体内にある．（MR 対応のものを含めて）
3	□はい	□いいえ	義眼（磁石で眼窩内に固定されている場合）を使用している．
4	□はい	□いいえ	MRI 検査を以前に受けたことがある．
5	□はい	□いいえ	閉所恐怖症の可能性がある．
6	□はい	□いいえ	入れ墨，アートメイク等を施している．
7	□はい	□いいえ	カラーコンタクトレンズを使用している．

《■女性のみ該当するものをお答えください》

1	□はい	□いいえ	妊娠中，もしくはその可能性がある．
2	□はい	□いいえ	現在授乳中である．

《■体重をご記入ください》【　　　　】kg

■ MRI 検査を行う際の注意事項

強い磁石を使用して検査を行います．次の物は故障したり検査に影響を及ぼす場合があります．事前に必ず取り外し検査を受けて下さい．

金属物…………時計・メガネ・鍵・ライター・ヘアピン等

磁気カード………キャッシュカード・テレホンカード・定期券等

その他…………取り外しのできる義歯・補聴器・カイロ・パッチ製剤等
ヒートテック・下着についた金属（ブラジャーなど）

（磁石で義歯を固定する磁性アタッチメントを使用している場合は，必ず検査担当者にお伝え下さい）

その他ご不明な点がありましたら，検査担当者にお尋ねください．

MRI 検査に関する概要と禁止事項について担当者より説明を受け，診療上必要な検査であることを理解しましたので MR 検査を受けることに同意します．

　　　同意日　令和　　　年　　　月　　　日
　　　署名（本人または代理人）氏名　　　　　　　　　　　　

図 1-b　検査当日に使用している問診票やチェック表の例（施設 X）

〈図 1 a~c の説明〉自施設にあった書式で対応すれば良いと考えられるが，禁忌項目や体内金属，装飾品などのチェックと女性であれば妊娠の有無などの確認は必要である．

【参考文献】
1. 土橋俊男：MRI 検査における体内インプラントへの対応．日磁医誌，39（4），117-125，2019．https://www.jstage.jst.go.jp/article/jjmrm/39/4/39_2019-1683/_pdf/-char/ja

MRI 検査事問診票

検査予定日: ☐　　　　　　　　問診票記入日: ☐

問診確認者名: _____

●検査を安全に受けていただくために MRI 説明書を読んでから下記の質問にお答えください.

◆ MRI 説明書に記載されている体内金属で埋め込まれているものがありますか？　（はい　いいえ）
「はい」と答えた方は、あてはまるものに○をしてください.

> ・ペースメーカー　・MRI 対応ペースメーカー　・MRI 対応デバイス　・植え込み式補聴器　・人工内耳
> ・圧可変式バルブ付き VP シャント　・脳動脈瘤手術後の金属クリップやコイル　・人工心臓弁
> ・義眼　・整形外科呪術による人工骨，人工関節，ネジ，ピンなど　・血管内ステント，コイル，フィルター
> ・避妊リング　・鍼治療の針　・インプラント義歯　・刺青，アートメイク

◆ MRI 説明書に記載されている体外金属のうち，使用しているものがありますか？　（はい　いいえ）
「はい」と答えた方は，あてはまるものに○をしてください.

> ・DBI キャップ（膀胱留置カテーテルの磁力キャップ）
> ・ラメ入りのアイシャドウやマニキュア　・つけまつげ　・ジェルネイル　・アイライン　・マスカラ
> ・スーパーミリオンヘアなどの頭皮カムフラージュ製品　・UV ケア用品　・義歯

上記は事前に外していただくか，当日は装着せずに来院ください.

◆金属を研磨するような仕事に就いたことがありますか？　　　　　　　　　　　（はい　いいえ）
◆手術以外で体内に金属が入っている可能性はありますか？　　　　　　　　　　（はい　いいえ）
　　　（事故・けが・戦争経験によるもの）
◆その他
　　・閉所恐怖症（狭いところが苦手）ですか？　　　　　　　　　　　　　　　（はい　いいえ）
　　・最近，てんかん発作を起こしたことがありますか？　　　　　　　　　　　（はい　いいえ）
　　・現在妊娠している，または可能性がありますか？　　　　　　　　　　　　（はい　いいえ）
　　・上記以外で，体についている医療器具はありますか？　　　　　　　　　　（はい　いいえ）
　　「はい」と答えた方，それは何ですか？　　　　　　　　　　　（　　　　　　　　　）
◆外していただければ検査が可能なもの
　　・湿布や貼り薬を使用していますか？　　　　　　　　　　　　　　　　　　（はい　いいえ）
　　「はい」と答えた方，それは何ですか？　　　　　　　　　　　（　　　　　　　　　）
　　・カラーコンタクトレンズを使用していますか？　　　　　　　　　　　　　（はい　いいえ）
　　　色のついたコンタクトレンズのみ検査当日は外していただく必要があります.

※ MRI 検査の注意点について理解しました.

　　　　　　　　　　　　　　　　　　患者署名 _____
　　　　　　　　　　　　　　　　　　代理人署名 _____（続柄　　　）

上記に 1 項目でも【はい】がある場合は医師に確認する.
（　施行　・　中止　）

　　　　　　　　　　　　　　　　　　医師サイン _____

図 1-c　検査当日に使用している問診票やチェック表の例（施設 C：保険診療用）

3．MRI 検査当日の安全管理のチェックポイント

《MRI 検査事問診票》

健診用

受診日

ID　　　氏名（フリガナ）

MRI 検査は，磁場と電磁波を利用した検査です．
このため，手術等により体内に機械や金属が存在する場合は，
移動や発熱などの可能性があり，不慮の事故が起こる恐れがあります．
～検査を安全に受けていただくために，以下の質問にお答えください～
下記に1項目でも「はい」がある方は検査ができない場合があります．
前日までに検診センターへご連絡ください．
お問い合わせ先：○○○○○○○○病院　健診センター
TEL　0000-00-0000 （月～金　9:00～17:00　土　9:00～13:00　日・祝祭日を除く）

【MRI 検査禁忌事項：基本的に検査ができません】

①心臓ペースメーカ・除細動器を使用している （　はい　・　いいえ　）

②脳血管に磁性体クリップを使用していますか （　はい　・　いいえ　）

③植え込み式補聴器や人工内耳は入っていますか （　はい　・　いいえ　）

【体内金属：安全性の確認が必要です】

④手術により体内に金属が入っていますか （　はい　・　いいえ　）

⑤血管造影検査で金属が入っていますか （　はい　・　いいえ　）

⑥マグネットを使用した入れ歯を使用していますか （　はい　・　いいえ　）

⑦刺青（アイラインも含む）を入れていますか （　はい　・　いいえ　）

⑧金属を研磨するような仕事についたことがありますか （　はい　・　いいえ　）

⑨手術以外で体内に金属が入っている可能性がありますか （　はい　・　いいえ　）

　（事故・怪我・戦争体験によるもの・金属避妊リング・ネイルアート等）

【その他】

⑩閉所恐怖症（狭いところが苦手）ですか （　はい　・　いいえ　）

⑪最近，てんかん発作を起こしたことがありますか （　はい　・　いいえ　）

⑫ニトロダームやニコチネルなどの貼り薬を使用していますか （　はい　・　いいえ　）

⑬カラーコンタクトレンズを使用していますか （　はい　・　いいえ　）

看護師サイン：＿＿＿＿＿＿＿＿

※安全のため，検査当日は身につけている金属類・機械類・装飾品類は更衣室ではずし，ポケット内も含めて検査室には持ち込まないようにご確認ください．
（ヘアピン・ネックレス，ピアス・時計・補聴器・カイロ・エレキバン・コルセット・下着類の留め具・安全ピン・吸湿発熱繊維の下着（ヒートテック等）・スーパーミリオンヘアなどの頭皮カムフラージュ製品）
※化粧品の一部（マスカラ・アイライン・アイシャドー）や，マニキュア・ジェルネイルには，金属成分が含まれていることがありますので，検査当日はつけないで下さい．

以上，ご確認いただけたらご署名をお願いします．

＿＿＿＿＿＿年＿＿月＿＿日　氏名＿＿＿＿＿＿

図1-c　検査当日に使用している問診票やチェック表の例（施設 C：健診用）

4．MRI 検査中および検査終了後のチェックポイント

　MRI 検査前に MRI 検査に関する注意事項や騒音，発熱の可能性などを十分説明する必要がある．その上で，緊急時の対応方法について説明し，患者が理解していることを確認してから MRI 検査を実施する必要がある．補聴器を使用している患者や条件付き MRI 対応人工聴覚器を使用している患者は，補聴器や人工聴覚器の体外器機（オーディオプロセッサ）を MRI 検査室に入る前に必ず取り外す必要がある．これらを取り外すと音が聞こえ難いので，コールボタン（エマージェンシーボタン）の使用方法，緊急時における MRI 検査担当者との間の意思伝達の方法，MRI 検査中の注意事項などを事前にわかりやすく説明して同意を得ておく必要がある．特に，MRI 検査中に発生する可能性がある違和感や痛み，熱感などについては，十分説明しておくことが重要である．

4-1．MRI 検査中

　MRI 検査に際しては，狭い空間での長時間の検査であることや騒音，発熱などに関して事前に十分説明したうえで，MRI 検査中に違和感や不具合が発生した場合に担当者に連絡するコールボタン（エマージェンシーボタン）などを持たせる必要がある．

　条件付き MRI 対応の IMD が体内に留置されている患者の場合は，決められている条件を超えないように MRI 装置を選択し，撮像に使用する sequence を適切に管理しなければならない．SAR や B_{1+RMS} の管理方法は装置メーカにより異なっているので，操作方法を熟知しなければならない[1],[2]．

　安全だといわれている IMD であっても，それらが体内に埋め込まれている状態で MRI 検査を行う場合は，発熱の影響も含め常に患者の状態を確認しつつ検査を進めなければならない．何か異常や不具合を感じた時の意思表示方法は事前に患者に説明し，患者が理解したことを確認することも重要である．患者が異常を訴えた場合や画像に予期しない金属 artifact を認めた場合は，ためらうことなく，MRI 検査を即座に中止し，安全を確認する必要がある．

4-2．MRI 検査終了後

　検査終了後は，体調に変化がないことなどを確認する必要がある．特に MRI 検査が可能な IMD であっても，何か違和感や気になることがないかなどは確認しておく必要がある．

　条件付き MRI 対応不整脈治療デバイスや神経刺激装置など，MRI 検査時に MRI 検査用の設定に変更している場合は，必ず元の設定に変更しなければならない．圧可変式シャントバルブなどは，MRI 検査は可能であるが MRI 検査で設定値が変化してしまうことがある．そのために，MRI 検査終了後には，設定値を再確認しなければならない．「販売名：CODMAN HAKIM 圧可変式バルブシャントシステム」の添付文書を見ると（2次元コード A），「警告」の欄に「本品留置後に MRI を実施した際には，必ず可変式バルブの設定圧を確認し，必要に応じて圧設定を行うこと．（MRI システムを使用すると，可変式バルブの設定圧が変化することがある．）」と記載されている．また，「使用方法等」の部分にも MRI 検査に関する注意事項

2次元コード A

4．MRI 検査中および検査終了後のチェックポイント

が記載されている．「販売名：CODMAN CERTAS Plus 圧可変式バルブ」については，「警告」，「禁忌・禁止」欄には MRI に係わる記載はなく，「使用上の注意」の相互作用の部分に，MRI 検査に関する注意事項が記載されている（**図1**）．こちらの機種では，「3 テスラまたはそれ以下の MRI システムを使用する場合，セッティングが意図せず変更されることはなく，またバルブの構造に損傷を与えることはない．しかし，MRI 実施後はセッティングを確認することを推奨する．」となっている（2 次元コード B）．検査時には，これらの内容を把握し検査後に適切に対応する必要がある．

2次元コード B

2．相互作用
併用注意（併用に注意すること）
(1) 3 テスラまたはそれ以下の MRI システムを使用する場合，セッティングが意図せず変更されることはなく，またバルブの構造に損傷を与えることはない．しかし，MRI 実施後はセッティングを確認することを推奨する．
(2) いかなる磁石も MRI システムにより強力な磁場に曝露されると減磁する可能性がある．
　1) CERTAS Plus 圧可変式バルブは，使用されている磁石の保磁力により，1.5 テスラの MRI システムによる減磁に対して耐性を有する．
　2) CERTAS Plus 圧可変式バルブは，3 テスラの MRI システムを模擬し 10 回試験した結果，実質的な減磁や明らかな圧変更の操作性の低下は認められなかった．圧変更が困難な場合の対応は取扱説明書を確認すること．
(3) MRI に起因した発熱：非臨床試験の結果，比吸収率（SAR：Specific absorption rate）3.0W/kg で，15 分間 3 テスラの MR スキャナーを稼働させた場合，MR システムの最大出力でバルブ周囲の温度が 1.7℃上昇することが報告されている．

図1　CODMAN CERTAS Plus 圧可変式バルブの添付文書
使用上の注意の項目の「相互作用」の部分に MRI に関する情報が記載されている．

条件付き MRI 対応不整脈治療デバイスに関しては，厚生労働省保険局医療課長通知（「診療報酬の算定方法の一部改正に伴う実施上の留意事項について（平成 26 年 3 月 5 日・保医発 0305 第 3 号：別添 1・医科診療報酬点数表に関する事項，第 4 部　画像 p. 12-13）[3]において，検査終了後に患者が携帯している当該機器を植え込んでいることを示すカード（製造販売業者が発行する「条件付き MRI 対応ペースメーカーカード」）を確認し，そのカードの写しを診療録（カルテ）に貼付すること」となっている．最新の令和 6 年の厚生労働省保険局医療課長通知（「診療報酬の算定方法の一部改正に伴う実施上の留意事項について（令和 6 年 3 月 5 日・保医発 0305 第 4 号：別添 1・医科診療報酬点数表に関する事項，p. 433-（10））[4]においても同様の記載が維持されている．また，医科診療報酬点数表の磁気共鳴コンピューター断層撮影（MRI 撮影）についての解説においても，「MRI 対応型ペースメーカー，MRI 対応型植込型除細動器または MRI 対応型両室ペーシング機能付き植込型除細動器を植え込んだ患者に対して MRI 撮影を行う場合は，患者が携帯している当該機器を植え込んでいることを示すカード（製造販売業者が発行する「条件付き MRI 対応ペースメーカーカード」，「条件付き MRI 対応 ICD カード」または「条件付き MRI 対応 CRT − D カード」）を確認し，そのカードの写しを診療録等に添付すること．」となっている．したがって，MRI 検査終了後にカードの写しを電子カルテに取り込むことを忘れないようにしなければならない．

参考文献3

参考文献4

以上のように，MRI 検査終了後には患者の状態を含め，さまざまな確認事項があるので，適切に対応しなければならない．

【追加情報】
　ガドリニウム造影剤の副作用は，ヨード造影剤と比較して少ないものの軽度の蕁麻疹，紅斑，悪心，軽度の嘔吐（軽度副作用），著名な蕁麻疹，顔面・喉頭浮腫（中等度副作用）および低血圧性ショック，呼吸停止，心停止（重度副作用）が発生する可能性がある．造影剤投与前の危険因子の確認，造影剤投与後の患者の状態の確認，発生時の初期対応などが重要になる．
造影 MRI に関する安全管理は，下記資料を参照していただきたい．

 追加情報①
①日本医療安全調査機構（医療事故調査・支援センター）　医療事故の再発防止に向けた提言第 3 号　注射剤によるアナフラキシーに係わる死亡事例の分析，2018．
　https://www.medsafe.or.jp/modules/advocacy/index.php?content_id=51

 追加情報②
②対馬義人：造影 MRI に対するリスクマネジメント．INNERVISION，38（6），57-59．
　https://www.innervision.co.jp/ressources/pdf/innervision2023/iv202306_057.pdf

 追加情報③
③公益社団法人・日本医学放射線学会，造影剤の安全使用に関する情報（造影剤安全性委員会からのお知らせ）
　http://www.radiology.jp/member_info/zouei_committee.html

 追加情報④
④授乳中の女性に対する造影剤投与後の授乳の可否に関する提言
　http://www.radiology.jp/member_info/safty/20190627_01.html

 追加情報⑤
※会員専用のコンテンツのため，閲覧には会員登録が必要．
⑤桑鶴良平，竹原康雄，林　宏光，五島　聡：ちょっと役立つ造影検査に関する話題（MRI 編）Contrast Media in Practice（Ver.2.1）．
　バイエル薬品の Web サイトで閲覧可能（閲覧には「会員ログイン」が必要）．
　https://radiology.bayer.jp/properuse/cm_practice_mri

【追加情報】安全な MRI 検査について
　日本磁気共鳴医学会および日本医学放射線学会の連名で発出された「臨床 MRI の安全運用のための指針：令和 4 年 5 月 31 日改訂」に基づいて，安全管理体制，MRI 検査前の安全管理，MRI 検査中の安全管理，MRI 装置の品質管理，非常時の安全管理などを整備することが，MRI 検査の安全を担保する上で重要である．

 安全な MRI 検査について

https://www.jsmrm.jp/modules/guideline/index.php?content_id=2

【追加情報】

　検査終了後に股のあたりが熱かったとの訴えがあったが，検査担当者による当日の確認では特に問題がなかった．しかし，翌日に当該部分が赤くなり外来を受診した所，火傷と診断された事例がある．検査後あるいは翌日以降に異変を感じた場合の対応方法や連絡先を患者に説明する必要があると思われる．

　造影剤を使用した検査では，遅発性の副作用が発生した場合の連絡先を記載した説明書を渡している施設が多いと思われる．単純MRI検査ではそこまで行っている施設は少ないと思われるが，検査中もしくは検査終了直後に違和感を訴えた場合は，何か異変が発生した場合の連絡先等は説明した方が良いと思われる．

【参考文献】

1．土橋俊男：条件付きMRI対応ペースメーカ装着者の検査準備（安全な撮像を実施するために）．Sure Scan Report，日本メドトロニック，2013．
2．土橋俊男：各社MRI装置のB_{1+RMS}確認方法．Rad Fan，14（5），3-7，2016．
3．診療報酬の算定方法の一部改正に伴う実施上の留意事項について：保医発0305第3号，別添1・医科診療報酬点数表に関する事項，第4部　画像診断，12-13，平成26年3月5日．
https://www.mhlw.go.jp/file/06-Seisakujouhou-12400000-Hokenkyoku/0000041235.pdf
4．診療報酬の算定方法の一部改正に伴う実施上の留意事項について：保医発0305第4号，別添1・医科診療報酬点数表に関する事項，433，令和6年3月5日．
https://www.mhlw.go.jp/content/12404000/001252052.pdf

5. 保守点検（定期点検，日常点検）

　医療機器を有効かつ安全に使用するためには，医療機関における適切な保守点検と正しい使用が重要である．保守点検には，定期点検と日常点検（始業点検，終業点検）があり，医療法においても医療機関の管理者に対して医療機器に係る安全管理のための体制を確保することが求められている．

　MRI装置の保守点検は，添付文書の【保守・点検に係る事項】に記載されている内容で実施する必要がある（図1）．

図1　MRI装置の添付文書に記載されている「保守・点検にかかわる事項」

2社の添付文書であるが，記載形式は異なるが内容は同じである．詳細は装置の取扱説明書を確認することになる．

5-1．保守（定期）点検

参考文献1

　MRI装置は，保守点検計画を策定すべき医療機器に含まれるため，保守点検計画を年度ごとに策定する必要がある[1), 2)]．保守点検計画には，①医療機器名，②製造販売業者名，③装置の型式，④保守点検の予定時期，間隔等を記載する必要がある．保守点検計画に基づいて行った点検について，その記録を必ず保管しなければならない．保守点検の記録は，①医療機器名，②製造販売業者名，③装置の型式，型番，購入年，④保守点検の実施記録（実施年月日，保守点検の概要，保守点検者）などを記載し適切に保管する必要がある．保守点検時に得られた装置の情報は，点検記録に可能な限り記載し，保管しておく必要がある．

参考文献2

　保守点検以外に，システムの更新や装置の故障で修理した場合は，その記録（年月日，修理

5．保守点検（定期点検，日常点検）

の概要，修理会社名，内容の確認者）を記載し，適切に保管する必要がある．

　保守点検は，多くの医療施設において外部委託することになるが，保守や修理に関しては，専門的な知識や技術が要求されるために，医薬品医療機器等法40条2第1項に規定される修理業許可を取得している業者に委託する必要がある．普段あまり確認することはないと思われるが，設置メーカの「医療機器修理業許可証」の写しなどを確認・保管しておくことも必要である（**図2**）．

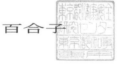

図2　医療機器修理業許可証
　東京都の許可証であるが，医療機器の修理業者であることが証明されている．外部委託する場合は，医療機器修理業許可証を受けている業者に依頼することになる．

【追加情報】
　医薬品、医療機器等の品質、有効性及び安全性の確保等に関する法律から引用
（医療機器の修理業の許可）
第四十条の二　医療機器の修理業の許可を受けた者でなければ、業として、医療機器の修理をしてはならない。
2　前項の許可は、修理する物及びその修理の方法に応じ厚生労働省令で定める区分（以下「修理区分」という。）に従い、厚生労働大臣が修理をしようとする事業所ごとに与える。
3　第一項の許可を受けようとする者は、厚生労働省令で定めるところにより、次の各号に掲げる事項を記載した申請書を厚生労働大臣に提出しなければならない。
一　氏名または名称及び住所並びに法人にあっては、その代表者の氏名
二　その事業所の構造設備の概要
三　法人にあっては、薬事に関する業務に責任を有する役員の氏名
四　第六項において準用する第五条第三号イからトまでに該当しない旨その他厚生労働省令で定める事項
4　第一項の許可は、三年を下らない政令で定める期間ごとにその更新を受けなければ、その期間の経過によって、その効力を失う。
5　その事業所の構造設備が、厚生労働省令で定める基準に適合しないときは、第一項の許可を与えないことができる。
6　第五条（第三号に係る部分に限る。）の規定は、第一項の許可について準用する。
7　第一項の許可を受けた者は、当該事業所に係る修理区分を変更し、または追加しようとするときは、厚生労働大臣の許可を受けなければならない。
8　前項の許可については、第一項から第六項までの規定を準用する。

　関連事項として，3T以上もしくは1.5T以上3T未満のMRI装置における診療報酬上の「CT撮影及びMRI撮影」加算の施設基準に関わる届出書には，MRI装置及びインジェクターの保守管理計画を添付する必要がある．この届出を行っていない場合は，1.5T以上の装置で検査を行っても，1.5T未満の診療報酬となる．このように，診療報酬上，MRI装置の管理が重要なことがわかる．
　MRIの診療報酬に関しては，第12章の1（109頁）で別途記載している．

5．保守点検（定期点検，日常点検）

【追加情報】

修理の定義「平成17（2005）年3月31日付　薬食機発第0331004号から引用」

医療機器の修理とは、故障、破損、劣化等の箇所を本来の状態・機能に復帰させること（当該箇所の交換を含む。）をいうものであり、故障等の有無にかかわらず、解体の上点検し、必要に応じて劣化部品の交換等を行うオーバーホールを含むものである。この修理を業として行おうとする者は、事業所ごとに地方厚生局長若しくは都道府県知事許可を得なければならない。 ただし、清掃、校正（キャリブレーション）、消耗部品の交換等の保守点検は修理に含まれないものであり、修理業の許可を必要としないこと。なお、修理業者を紹介する行為のみを行うにあっては修理業の許可は必要ないが、医療機器の修理業務の全部を他の修理業者等に委託することにより実際の修理を行わない場合であっても、医療機関等から当該医療機器の修理の契約を行う場合は、その修理契約を行った者は修理された医療機器の安全性等について責任を有するものであり、修理業の許可を要するものであること。 また、医療機器の仕様の変更のような改造は修理の範囲を超えるものであり、別途、医療機器製造業の許可を取得する必要があること。

薬食機発第0331004号（薬事法及び採血及び供血あっせん業取締法の一部を改正する法律等の施行に伴う医療機器修理業に係る運用等について）

https://www.japal.org/wp-content/uploads/mt/20050331_0331004-1.pdf

薬食機発第0331004号

5-2．日常点検（始業点検，終業点検）の留意点

2018年に，研究代表者菊地眞らにより，「医療機関における放射線関連機器等の保守点検指針」が発出された[3]（平成29（2017）年度厚生労働行政推進調査「中小医療機関向け医療機器保守点検のあり方に関する研究」）．さらに，2021年に，研究代表者菊地眞らにより「医療機関における放射線関連機器等の研修および保守点検の指針」が発出された[1]（平成31（2019）年から令和2（2020）年度厚生労働行政推進調査「医療機器の保守点検指針の作成等に関する研究」）．

参考文献3

文献3では，CT装置とMRI装置の日常点検に関して取りまとめられている．文献1では，平成30年（2018年）6月12日発出の「医療機器に係る安全管理のための体制確保に係る運用上の留意点について」[4]において，安全使用のための研修，保守点検の計画策定・実施がとくに必要とされている下記放射線関連機器等を対象に，研修の実施と保守点検の計画策定・実施について取りまとめられている．

参考文献4

- CTエックス線装置（医用X線CT装置）
- 診療用高エネルギー放射線発生装置（直線加速器等）
- 診療用粒子線照射装置・診療用放射線照射装置（ガンマナイフ等）
- 磁気共鳴画像診断装置（MRI装置）

この策定により，文献4の通知が廃止され，新たに文献2の通知が令和3年（2021年）8月に発出されている．

医療機器を有効かつ安全に使用するためには医療機関における適切な保守点検と正しい使用が重要であり，医療法においては医療機関の管理者に対して医療機器に係る安全管理のための体制を確保することが求められている．具体的には，従事者に対する安全使用のための研修の実施，保守点検に関する計画の策定及び保守点検の適切な実施，安全使用のために必要となる情報の収集などがある[2]．指針では，日常的に，毎日，実施可能な最低限の要求水準について取りまとめられているので，各施設の参考になるので参照されたい．

日常点検項目，内容に関しては，JIRAからも「MR装置始業終業点検表」などが刊行されている．

各医療施設で，担当スタッフが目視で実施できる項目が中心になると思われるが，上記資料を参考に各施設で点検内容を検討し，記録を保管して管理することが求められる．

MRI装置は，文献2（医療機器に係る安全管理のための体制確保に係る運用上の留意点について）では定期研修が義務付けられている装置には含まれていないが，医療機器の特性に鑑み定期研修を実施することが望ましいと考える．したがって，年2回程度の安全性に関する研修を実施し，その記録を保管することが望まれる．内容的には，安全性，装置の使用方法，不具合発生時の対応，緊急時の対応，法令上遵守すべき内容等が考えられる．

5-3．定期点検，日常点検の実際（検査担当者が実施する日常点検の実際）

筆者らの施設での日常点検項目と実際の運用状況を記載する．

使用前点検（始業点検）では，装置本体は当然であるが，①検査室・操作室・更衣室・待合室などが清掃・整理・整頓されているか，②医療ガス設備が正しく機能するか，③周辺機器の動作の確認なども行う．④HIS-RISシステムを含めた検査に関わる関連装置が正常に動作することも確認する．⑤造影剤注入器（インジェクター）は，別途シートを作成し，装置の正常稼働や装置及び付属品に破損や紛失が無いことを確認する．また，装置にセルフチェック機能が付いている場合は，すべてクリアしていることを確認する．インジェクター本体に血液や造影剤の付着がないことを確認する必要もある．⑥ファントムを用いたSNRの測定や画像の確認も装置の状態を把握する上では重要となる．

使用後点検（終業点検）では，システムが正常に終了したことや，翌日に使用する物品の在庫確認（必要に応じて補充），検査室・操作室・更衣室・待合室などが整理整頓され，清潔が保たれていることなどを確認する．ヘリウムの残量確認や急激な減少などがないことも確認する（ヘリウムの残量確認は，始業点検時に行う施設もある．測定時間を決め，1日に1回は確認しておく必要がある）．当日検査を行った患者の画像がすべて病院のサーバーに転送されているか，未処理の画像がないか，未実施検査がないかなどの確認も重要である．

以上の日常点検で重要なことは，毎日各項目を確実に確認してチェックを入れることである．ともすると，チェックを入れることが目的化し，各項目の確認がおろそかになる可能性がある．検査の安全管理を担保する上で，日常点検と定期点検がいかに重要であるかを，MRI検査に従事する者に対しては，定期的な教育訓練で周知徹底を図ることを忘れてはならない．

【追加情報】日常点検の例

　MRI装置とインジェクターの始業点検，終業点検の項目を**表1，2**に示す．RIS状で各項目にチェックを入れることで，記録の保管ができるようになっている（**図3**）．1ヶ月単位で結果を出力できるようにも設定している．日本画像医療システム工業会（JIRA）のWebページにも，日常点検表（始業点検，終業点検表）のサンプルが掲載されている（https://view.officeapps.live.com/op/view.aspx?src=https%3A%2F%2Fwww.jira-net.or.jp%2Fzenkanri%2F01_hoshutenken%2Ffile%2Fhousha_tenken%2Ftenken_05.xls&wdOrigin=BROWSELINK）．

日常点検表
サンプル

表1　MRI装置とインジェクターの始業点検項目の例

分類	区分	始業点検（MRI装置）
環境・設備	検査室・操作室 更衣室・待合室 機械室 医療ガス設備	検査室の温度24℃、湿度60％以下を満たしていること
		機械室の温度、湿度が適切に保たれていること
		室内が清掃・整理・整頓され、リネン、診療材料等の交換・補充がされていること
		検査室のドアが正常に開閉でき、室内・装置付近に障害物・磁性体がないこと
		酸素、吸引設備等が正常に機能すること
医療機器	本体関連	撮影室内の酸素濃度、酸素モニタが正常に動作すること
		冷凍機,冷水機が正常動作し、概観の異常や・異常音・異臭がないこと
		システム電源ON後のコンソールとMRI装置各種動作が正常に動作すること
		各種表示灯が正常に点灯し、エラーメッセージが表示されていないこと
		監視モニター・緊急コールボタンが正常に動作すること
		検査室の「使用中灯」「磁場発生中」等が点灯または正しく表示されていること
		ファントムによるテストスキャン、SNR測定により異常がないこと
		ハードディスクの残り容量が充分であること
	周辺機器	造影剤注入器が清潔に保たれ、動作及び異常音がないこと
		生体モニタの充電がされており、SpO2モニタ・血圧計・心電図が正常に動作すること
		非磁性体備品、各固定用補助具に欠品・破損がないこと
		HIS-RISシステムを含めた検査に関わる関連装置が正常に動作すること

分類	区分	始業点検（インジェクター）
医療機器	MRIインジェクター装置	電源ON後正常に動作すること
		セルフチェックが全てクリアしていること
		装置及び付属品に破損や紛失が無いこと
		インジェクター本体に血液や造影剤の付着がないこと

表2 MRI装置とインジェクターの終業点検項目の例

終業点検（MRI装置）

分類	項目	点検内容
環境・設備	検査室・操作室 更衣室・待合室	検査室の温度24℃、湿度60%以下を満たしていること
		機械室の温度、湿度が適切に保たれていること
		室内が整理整頓され、清潔が保たれていること
		シーツ類、タオル、診療材料等の交換・補充がされていること
		照明等に点灯切れがないこと
		検査室に磁性体がないこと、施錠がされていること
医療機器	本体関連	装置付近に、危険な破損・変形、針等の異物混入がないこと
		各ユニットの清掃、血液、造影剤の除去消毒等がされていること
		撮影済画像の転送、未処理画像、未実施検査がないこと
		ハードディスクの残り容量が充分であること
		ヘリウム残量に不足がなく、急激な減少傾向がないこと
		装置・機器が正常に終了すること
	付属機器	造影剤注入器が清掃され、正常に終了すること
		生体モニタの充電がされており、正常に終了すること
		HIS-RISシステムを含めた検査に関わる関連装置が正常に終了すること
		撮影補助用具に欠品や破損がないこと

終業点検（インジェクター）

分類	項目	点検内容
医療機器	MRIインジェクター装置	装置が正常に終了すること
		インジェクター本体が清掃され、血液や造影剤の付着がないこと
		装置及び付属品に破損や紛失が無いこと
		生食用シリンジの在庫の有無を確認すること

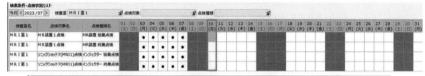

図3　RIS上で管理できる点検記録
上段が実施した日付（実施日）のチェック，下段がチェック内容

5．保守点検（定期点検，日常点検）　　　　　　　　　　　　　　41

【追加情報】始業点検時のファントムを用いた SNR の測定，画像確認の例

　装置本体に，始業点検時の SNR 測定のソフトが組み込まれているので，それを利用して日々の変化を確認できる．毎回，寝台の同じ位置に専用のファントムをセットし，装置内の全身用受診コイルを使用して画像を撮像して SNR を測定する（**図 4**）．本装置の設定では，SNR の設定値を 100 としているため，測定結果の 94.2 は「Good」と判定され，装置に問題がないことを確認できる．画像にひずみなどがないことは，目視で確認することになる．SNR 値が低く「Bad」と判定された場合には，スキャンが可能な状況であっても，メーカに連絡して log を確認してもらう．必要に応じて，装置の調整や修理を行う．

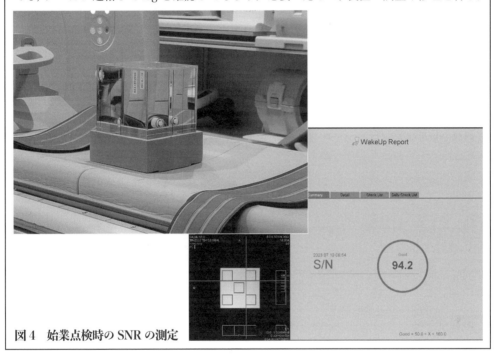

図 4　始業点検時の SNR の測定

【参考文献】
1. 菊地眞，他：医療機関における放射線関連機器等の研修及び保守点検の指針．2021.
　（https://www.mhlw.go.jp/content/10800000/000898770.pdf）
2. 医政総発 0708 第 1 号，医政地発 0708 第 1 号，医政経発 0708 第 2 号．：医療機器に係る安全管理のための体制確保に係る運用上の留意点について．2021.
　（https://www.mhlw.go.jp/content/10800000/000898766.pdf）
3. 菊地眞，他：医療機関における放射線関連機器等の保守点検指針．2018.
　（https://cart.or.jp/temp/20180612_mhlw.pdf）
4. 医政地発 0612 第 1 号，医政経発 0612 第 1 号．：医療機器に係る安全管理のための体制確保に係る運用上の留意点について．2018.
　（https://www.mhlw.go.jp/topics/bukyoku/isei/i-anzen/hourei/dl/180612-1.pdf）

6. 静磁場，RF磁場の安全管理

MRI検査の安全管理を考える場合，静磁場，RF磁場，傾斜磁場，騒音を考える必要がある．特に，静磁場とRFに関する安全管理は重要である．

6-1．静磁場の安全管理

MRIは放射線（X線）を用いないため，人体に対して被ばくがなく，安全性の高い画像診断法と考えられている．しかしながら，非常に強力な磁場とRFを使用して画像を作成するため，これらの安全管理は安全な検査を行うために非常に重要になる．MRI装置は強力な磁石を利用して画像を作成するため，強磁性体でできているハサミ，メス，ピンセット，聴診器などの医療用品の持ち込みは絶対に禁止である．患者を搬送するストレッチャー，車椅子もMRI室専用の非磁性でない限りは検査室には絶対に入れてはならない．医療用ガスボンベ，生体計測装置（心電計，血圧計，呼吸器計），輸液ポンプなどの移動する医療用品の持ち込みも，MRI対応の機器以外は絶対に禁止である．強磁性体（鉄）でできている酸素ボンベ，点滴台，ストレッチャーなどは絶対に検査室内に入れないように注意が必要である．国内においても，酸素ボンベや鉄板の吸着事故がいくつか報告されている．非常に強い力でガントリーに引き付けられ，これらが人に対して直接あたれば重大な事故につながる．小さい軽量のハサミ，ボールペン，鍵なども強い吸引力をうけるため検査室内へ持ち込まないように注意が必要である．

MRI検査は他の検査と異なり，MRI室に入室するだけで危険な状態になる場合があることを忘れずにMRI検査を実施する必要がある．

6-1-1．強磁性体の吸着事故防止

JIRAデータ

参考文献1

MRI検査が臨床に登場して以来，強磁性体の持ち込みに関する注意が繰り返されているにも関わらず，強磁性体の吸着事故は少なくない．JIRA（日本画像医療システム工業会）が2004年からの吸着事件数の年別推移を公開しているが，2022年度は130件の吸着事故が発生している（https://www.jira-net.or.jp/publishing/mr_checklist.html#graph％EF％BC％89）．2012年（約220件）をピークに減少傾向ではあるが，毎年100件以上の吸着事故が発生している．土井ら[1]の2011年の報告では，大型の強磁性体への吸引経験を持つ施設は509施設（全1349施設の39％）だった．また，酸素ボンベや点滴スタンドなどの大型磁性体の吸着事故を複数回経験している施設が34％（17/509施設）あり，吸引事故の発生件数は509施設に対して延べ737件であった．と報告している．JIRAの集計と合わせて考えると，決して少ない数とは言えない．MRI検査において最も注意しなければならない最も基本的な事であり，MRI検査担当者は十分注意する必要がある．

【追加情報】強磁性体の吸着動画
　装置の更新時に行った吸着実験動画を2次元コードから視聴できる．強磁性体をMRI室に入れると，非常に強い力で吸引される．MRI室には，絶対に強磁性体の製品を持ち込んではならない．

吸着実験動画

　2001年には，MRI室に強磁性体の酸素ボンベを誤って持ち込んだことにより，酸素ボンベが患児の頭に衝突して2日後に死亡するという事故が，米国で発生している[2]．最近でも，2021年に韓国でMRI室に強磁性体の酸素ボンベが持ち込まれ，MRI装置に吸着し検査中の患者が挟まれ死亡している[3]．また，2023年1月には，ブラジルのサンパウロの施設で，MRI室に所持していた銃を持ったまま入室し，銃が装置に吸引され暴発して持ち込んだ男性に当たり亡くなっている[4]．このような悲惨な事故が発生する可能性がある装置であり，強磁性体の持ち込みには十分注意が必要である．国内で発生した事例を取り上げ，吸着事故防止のチェックポイントを考えてみたい．

参考文献3

【事例1】

　MRI検査終了時に，病棟から迎えの看護師が来ていなかったため，MRI検査担当者一人で廊下に置いてあるMRI専用の非磁性のストレッチャーをMRI室に移動した．患者が寝ている検査台の横にストレッチャーを寄せた直後に，非常に大きな衝撃音がし，黒い細長い物（酸素ボンベ）がガントリー内に吸着しているのを確認している（**図1**）．MRI検査終了後に患者をガントリーから引き出し，患者が寝ている寝台を下げた状態でストレッチャーを入れたので，酸素ボンベが患者にあたることはなかった．しかしながら，一歩間違えれば重大アクシデントになった可能性がある危険な事例である．もし，患者が寝ている寝台を下げていなければ，酸素ボンベが患者の顔面もしくは頭部を直撃した可能性があった非常に危険な事例である．

参考文献4

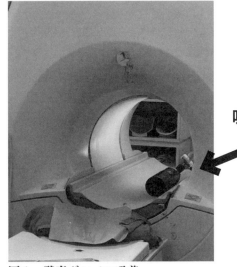

図1　酸素ボンベの吸着
MRI専用のストレッチャーに載せられていた酸素ボンベの吸着事故
※MRI応用自在（メジカルビュー社），249頁の図1から引用（一部改変）．

今回の事例は，当該患者の前の患者が病棟に戻るときに酸素ボンベをMRI専用のストレッチャーの酸素ボンベラックに載せ，病棟で患者を移動した後に酸素ボンベをストレッチャーのボンベラックから外すのを忘れ，その状態で放射線科に戻したことで，誰も気が付かない状態になっていたようである．

MRI専用ストレッチャーには，トラテープが巻かれており他のストレッチャーとは明確に区別されていた．酸素ボンベに関する注意書きも貼られており，字は小さいものの「酸素ボンベがないことを確認してください」との文言もある（**図2，4頁**）．しかし，残念ながら今回は見逃されて事故が起こっている．放射線科で使用するときも（MRI検査担当者がMRI室に入れるときも），ストレッチャーに酸素ボンベなどの強磁性体が載っていないことを再度確認する必要がある．

今回のように，MRI専用のストレッチャーに酸素ボンベが知らないうちに載せられ，気付かずにMRI室に入れてしまい，吸着事故を起こしている事例が少なくない．本事例の施設では，ストレッチャーのボンベラックは，発生の翌日に取り外している（**図3，4頁**）．

【事例2】

救急外来の患者を看護師が外来の車椅子（MRI室用ではない）にて搬送している．問診によるペースメーカ，動脈瘤クリップなどのIMDの有無をチェックし，問題ないことを当直技師に伝え救急外来に戻っている．当直の技師は，看護師がMRI室用の車椅子を使用したと思い込み，外来の車椅子のままMRI室に入室してしまった．患者が車椅子から立ち上がり寝台に移動した瞬間に，車椅子が吸引されガントリーに吸着している（**図4**）．患者及び技師が負傷することはなかった．当直技師は，看護師が患者をMRI専用の車椅子に乗せ換えたと思い込み，そのままMRI室に入ってしまったようである．MRI室用の専用の車椅子のシート部分は青色で，他の車椅子と色で区別していたが気付かなったようである[5]．

動画

本事例をアニメーションで再現した動画を「安全なMRI検査を考える会」で確認できる（MRI事故を防ぐために－医療従事者のための安全講習のサンプル動画：https://growlab.co.jp/mrid-vd/#etc1，00:20〜01:03．）．

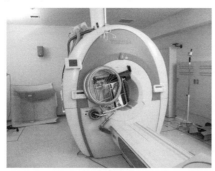

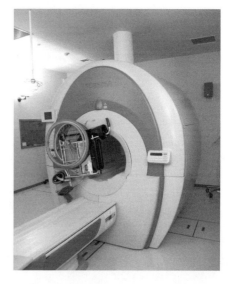

図4　車いすの吸着事故（夜間の緊急検査）
夜勤の担当技師は，看護師が患者をMRI専用の車椅子に乗せ換えたと思い込み，そのままMRI室に入ってしまったようである．※映像情報メディカル増刊号：CLINICAL MRI 2013, 84頁の図7から引用．

6. 静磁場，RF 磁場の安全管理

【事例3】

　夜間の緊急 MRI 検査時に発生した吸着事故である．患者は，MRI 専用ストレッチャーで医師，看護師の付き添いにて MRI 室に到着している．この施設では，緊急の MRI 検査が多いため，救急外来に MRI 専用のストレッチャーが常備されていた．患者が到着し，MRI 検査担当（当直）技師が安全性のチェックが終わるまでその場（前室）で待つように伝えている．担当技師は，酸素供給の準備を開始するために MRI 室に入室したが，後ろに気配を感じ振り向いたときに，ストレッチャーが寝台に近づいていた．MRI 専用のストレッチャーの下に置かれていた酸素ボンベが浮き上がり飛び出そうとしていた．とっさに技師が押さえようとしたが，ガントリーに引きずり込まれ酸素ボンベが吸着している[5]（**図5**）．

　前室で待つように伝えたが，技師の MRI 室への入室につられて医師，看護師がストレッチャーを MRI 室に入れてしまったようである．

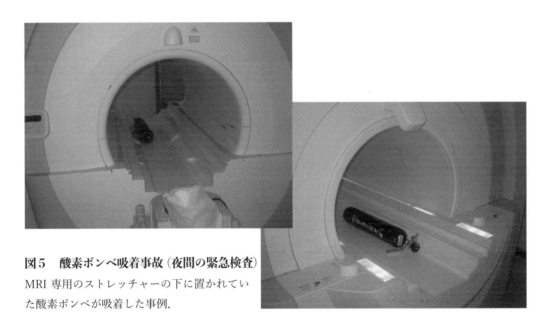

図5　酸素ボンベ吸着事故（夜間の緊急検査）
MRI 専用のストレッチャーの下に置かれていた酸素ボンベが吸着した事例．

【事例4】

　病棟の患者で車椅子と点滴スタンドを使用して MRI に到着している．担当した技師は，患者を前室に入れ MRI 用車椅子に乗せ替えている．そこで，点滴スタンドを MRI 専用の点滴スタンドに変えるのを忘れ，MRI 専用の車椅子と病棟用の強磁性体でできている点滴スタンドで 3T-MRI 室内入り，ガントリー近づいた時に点滴スタンドの脚部が強く吸引されガントリーに吸着している（**図6**）．本事例では，吸着した点滴スタンドにより，ガントリー内の傾斜磁場コイルが破損し，交換修理費用として数千万円の費用がメーカーより請求されている．また，作業日数もかかり，復旧までに相当の時間を要している．

　事例2と同様に，このような使用者側の過失による事故は，保守契約を結んでいても，液体ヘリウムの補充や部品の交換費用などは請求される可能性がある．

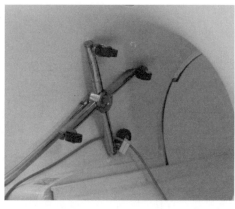

図6　点滴スタンドの吸着事故
MRI専用の点滴スタンドに変えるのを忘れ，MRI専用の車椅子と病棟用の強磁性体でできている点滴スタンドで3T-MRI室内入り，ガントリーに近づいた時に点滴スタンドの脚部が強く吸引されガントリーに吸着した事例．※MRI応用自在（メジカルビュー社），249頁の図1から引用（一部改変）．

【事例5】
　担当者2名でMRI検査を施行していたが，MRI検査中に1名の担当者が所用で検査を外れている．担当者1名で継続し，MRI検査は無事に終了している．寝台を装置から外し，前室と検査室のドアを開けた状態で操作室側に異動した時に，看護師が酸素ボンベを持って検査室に到着している．看護師は，MRI検査室に患者を迎えに行くことは理解していたが，到着時にCT室と勘違いし酸素ボンベを持ったままMRI検査室内に入室し，酸素ボンベが強い力で吸引され吸着している（図7）．

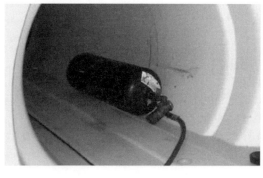

図7　酸素ボンベ吸着事故
CT室と勘違いし，酸素ボンベを持ったままMRI検査室内に入室し発生した酸素ボンベの吸着事故．

　【追加情報】酸素ボンベ等の吸着実験動画
　　酸素ボンベの吸着実験動画等を「安全なMRI検査を考える会」で確認できる（MRI事故を防ぐために－医療従事者のための安全講習のサンプル動画：https://growlab.co.jp/mridvd/#etc1）．

6-1-2．吸着事故防止システム
　酸素ボンベや車いすなどの大型の強磁性体の持ち込み防止には，確認の徹底が何よりも重要であるが，見逃し，確認漏れが吸着事故につながっている．吸着事故の防止を目的とした磁性体センサー（強磁性体検出器）が，数社から販売されている．MRI室の患者が使用する扉に設置し，強磁性体が通過もしくは近づくと表示灯と音声で患者やMRI検査担当者に知らせる．図8（4頁）に実際の設置例を示す．図に示した磁性体センサーは，株式会社イーメディ

カル東京の「Magfhy Ⅱ」である（https://www.emedicaltokyo.co.jp/business/medicaldevice/magfhy2.html）．Magfhy Ⅱ は MRI 室の入室扉前にポールを左右対に設置し，不用意な検知ではなく撮影扉を通過する磁性体を正確に検知するようになっている．重大な吸着事故のリスクが高い強磁性体の持ち込みに対するポール型の検知器で，患者や MRI 検査担当者に注意喚起することを目的とした製品である．検知対象物は，吸着事故が多い，点滴スタンド，酸素ボンベ，車いす，ストレッチャーや，スマートフォン，ハサミなどの小物も含まれる．

Magfhy Ⅱ

　磁性体センサーを通る車いす，ストレッチャー，点滴スタンドなどは，専用の非常性（低い磁性率）の製品が必要な点と，脱着式の寝台を使用する場合には，何らかの運用上の工夫が必要であるが，大型の強磁性体の持ち込み防止には有効である．

6-1-3．吸着事故防止のポイント

　2001 年 7 月にアメリカで起きた事故は，MRI 室に強磁性体の酸素ボンベを誤って持ち込んだことにより，酸素ボンベが検査を受ける小児の頭に衝突し 2 日後に死亡するという事故であった．この事故に関しては，発生直後に高原により緊急リポートが報告されている[1]．事故原因は，①スキャンルームに酸素配管が配備されていなかった（コンピュータルームに酸素配管があった），②MRI 室近くに強磁性体の酸素ボンベが配置されていた，③医師，看護師などの医療スタッフに対する教育が不足していた，④MRI 室と操作室の伝達手段が整備されていなかった，⑤酸素の供給に対する成文化された方針がなかった，などが挙げられている．これら以外に，MRI 検査の安全管理を熟知している検査担当技師が MRI 室から操作室に移動し，検査室全体を監視する技師が 1 人もいなくなった点と，廊下と MRI 室の扉が開放状態になっていた点にも重大な問題があったのではないかと考えられる．日常の検査でも，MRI 室から一時的に MRI 検査担当者が離れる場合がある．また，MRI 検査前の準備中や MRI 検査終了後に患者をガントリーから出しているときなど，MRI 検査担当者の死角となる後方から強磁性体を持って MRI 室に入られると，気づくのが遅れ，重大な事故につながる可能性もある．患者を MRI 室に入れる準備，MRI 室外に出す準備が整うまでは，患者，医療関係者の出入り口を閉めておくなど，注意が必要である．夜間・休日時間帯での緊急検査時には，限られた人数でなおかつ MRI を専門に担当していない技師が検査を行う場合があり，同様の事故をもっとも注意しなければならない．土井ら[1]の報告（日本放射線技術学会の調査班が行ったアンケート調査結果）では，強磁性体の吸着事故の約 1/5 が勤務時間外であったと報告している．夜間・休日の緊急 MRI 検査を，MRI 検査を専門に担当していない技師が実施する場合は，これらの点に十分注意することを周知する必要がある．安全管理講習会などで繰り返し周知していくことが重要である．

　事例 1 及び事例 3 では，MRI 対応のストレッチャーに強磁性体の酸素ボンベが置かれ，それに気付かずに MRI 室に入室して吸着事故が発生している．同様な事例が少なくない．患者の移動などに酸素ボンベラックは便利かもしれないが，MRI 用のストレッチャーには酸素ボンベが簡単に載せられないような構造が望ましいと考える．

　事例 2 及び事例 4 では，MRI 専用の車椅子，点滴スタンドに替えるのを忘れ吸着事故が発生している．患者を MRI 専用のストレッチャーや車いすに乗せかえる MRI 検査前室（前室）に，

【追加情報】
　夜間・休日の緊急MRI検査に関しては，MRI検査を専門に担当していない技師が一人で対応しなければならない場合も少なくない．夜間・休日の緊急MRI検査に関する安全管理および教育の重要性を取り上げた論文を下記に示す．
①山谷裕哉，土井　司，山上　毅，他．：MRI検査における大型強磁性体吸引事故の原因分析．日放技学誌，69（1），99-108，2013．https://www.jstage.jst.go.jp/article/jjrt/69/1/69_2013_JSRT_69.1.99/_pdf/-char/ja
②土橋俊男：夜間・休日のMRI検査の安全管理．日磁医誌，40（2），82-89，2020．https://www.jstage.jst.go.jp/article/jjmrm/40/2/40_2020-1708/_pdf/-char/ja
③土橋俊男：MRI従事者の教育と時間外対応．臨床画像，37（3），402-406，2021．
④土橋俊男：夜間・休日の緊急検査の安全管理と教育訓練－アンケート調査結果－．東京放射線，68（796），15-24，2021．

追加情報①

追加情報②

　MRI専用のストレッチャー，車いす及び点滴スタンドなどの用意がなく，使用時に別の場所から持ってくる運用で対応している場合に，うっかり忘れてMRI専用に交換せずに入室して事故を起こしている事例が多い．緊急MRI検査では，ストレッチャーや車いすを用いて患者がMRI室に来る場合が多く，MRI専用のこれらの設置場所などにも工夫が必要である．MRI専用の車椅子，点滴スタンドなどは，色を変えたりトラテープを巻いたりして，明確に区別する必要がある．また，これらの物品は，前室など，担当者の眼に触れるところに準備しておくことも重要である．

　事例3及び事例5では，検査室の扉が開いていたことが吸着事故発生の一つの原因と思われる．すべての準備ができ，MRI検査担当者以外がMRI室に入るときには，MRI検査担当者が一緒にMRI室に入るような運用が必要である．

　患者を搬送するストレッチャー，車椅子もMRI室専用の非磁性体でない限りは検査室には絶対に入れてはならない．医療用ガスボンベ，生体計測装置（心電計，血圧計，呼吸器計），輸液ポンプなどの移動する医療用品の持ち込みも絶対に禁止である．強磁性体でできている酸素ボンベ，点滴台などの持ち込みによる事故が多く発生しており，絶対にMRI室に入れないように注意が必要である．大型強磁性体は，非常に強い力で装置に引きつけられ，これらが人に当たれば重大な事故につながることを，MRI検査担当者は十分理解していなければならない．MRI室に入れてよい機器・機材には，目立つマーカーをつけておくなどの工夫も必要である．

　文献1によると，回答があった施設（回答数1349施設）の39％で，酸素ボンベ，点滴スタンド，車イスなどの大型強磁性体の吸着事故を経験していた．また，2回あるいは3回以上吸着事故が発生している施設も少なくないことが分かった．吸着させてしまった強磁性体は，点滴スタンド，酸素ボンベ，ストレッチャー，車椅子の順で多く，数は少ないがパワーアンクルなども回答に含まれていた．パワーアンクルの吸着事故では，医療従事者が装置に吸着してしまい，クエンチボタンを操作し消磁して救助した事例も報告されている[6]（第10章で詳しく触れている）．

強磁性体の吸着事故は，MRI専用の点滴スタンドや車椅子と間違えて強磁性体製の物を持ち込んでしまうケースと，酸素ボンベなどのように持ち込むこと自体が禁止されているにも係らず，誤って持ち込んでしまうケースがある．

前者のケースでは，MRI専用と一般用の違いが明確になっていないことなどが考えられる．MRI室に持ち込める物に関しては，誰が見ても分かるように色を変えたり（図9，5頁），派手なマークをつけたりすることが重要である．しかしながら，それでも，緊急時やMRI検査を専門に担当していない技師がMRI検査を施行している場合などは，思い込みなどにより事故が発生している．このような状況から，点滴スタンドや車椅子などをMRI室に持ち込まないシステム作りが必要なのではないかと考える．例えば，点滴スタンドなどは，MRI室の天井にレールを取り付け，点滴スタンドを持ち込まない運用を考えれば，点滴スタンドをMRI室に入れないので，MRI専用と一般用を間違えることが起こらない．また，車椅子やストレッチャーに関しても，寝台が脱着式の装置であれば，前室あるいは廊下に寝台を出して，そこで患者を乗せ換えてMRI室に入る運用を徹底すれば，誤って強磁性体の車椅子やストレッチャーを入れることは防止できる．MRI室で患者の移動を行わないので，放射線科以外の看護師や医師がMRI室に入ることもない．これらのスタッフが身に着けている強磁性体の吸着事故も防げる．さらに，MRI専用のストレッチャーに強磁性体の酸素ボンベが何らかの理由で載せられ，知らずMRI専用ということでMRI室に入り発生する吸着事故も防止可能である．すべての装置の寝台が脱着式になっているわけではないが，専用のトローリーなどは準備されていると思われるので，同様な対応は可能と考える．

吸着事故防止には，MRI検査の安全管理に係る教育の徹底と磁性体センサーなどの利用が考えられる．文献1によると，定期的に教育訓練を実施している施設は20%しかなく，不定期に実施を入れても約半数の施設しか教育訓練を実施していなかった．MRI検査のことをまったく知らずにMRI室に来る医療スタッフもいるので，定期的な安全管理教育は必要と考える．全職員への周知を定期的に行うとなると，日々の業務がある中での実施となり，難しいことは理解できる．しかしながら，MRI検査の現状を考えると，定期的な安全管理に係る教育訓練は必須である．何らかの方法で定期的な開催を行うべきである．

「一般社団法人・安全MRI検査を考える会」から，「医療施設のためのMRI安全講習DVD」が発売されている．医療従事者のための安全講習「MRI事故を防ぐために」，検査担当者のための安全講習「MRI検査を担当される方へ」，検査以外で入室される方のためのクイック安全講習「MRI室へ入る前に」の3枚がセットになっている（https://growlab.co.jp/mridvd/：サンプル動画が閲覧可能になっている）．このようなDVDをうまく利用することにより，MRI検査の安全管理を広く啓発できるのではないかと考える．

安全講習DVD

アメリカの事故は，前述したように，MRI室の扉を開けた状態でMRI室にMRI検査担当者が誰もいなくなった状況で発生している．国内でも，同様な状況での吸着事故発生が少なくない．このような点から，MRI室に入る扉を開放状態にしておくことは絶対に避けなければならない．この点を徹底するだけでも吸着事故防止に効果があると考えられる．

強磁性体の持ち込みを防止するための，磁性体センサーも数種類販売されている．筆者の施設でも全装置に設置している（図8）．強磁性体が近づくと音声とランプの点滅で入室を止め

【追加情報】不用意なMRI室への入室防止策の例

　MRI室と前室の間の扉は，閉めておくことが基本であるが，やむを得ず開けた状態にする場合は，必ずロープを張り不要な入室を防ぐようにしている．これだけの対応でも，かなりの効果がある．

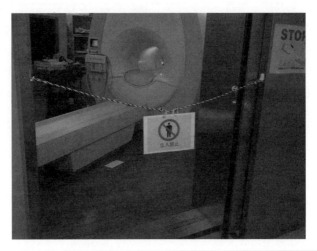

るようになっている．これらの磁性体センサーを設置したからといって，完全に強磁性体の持込を防げるわけではないが，運用面の工夫と組み合わせることにより，強磁性体の吸着事故を減らすことが可能である．

　強磁性体の吸着事故防止には，今回取り上げた運用面の工夫と磁性体センサーの利用を組み合わせて対応することは有効であると思われる．検査室内に持込む物や検査室内に入る医療従事者を限定することは，強磁性体の吸着事故防止には効果的であると考えられる．全ての施設で同様な対応ができるとは限らないが，各施設で対応できる範囲内で検討してはどうだろうか．

　MRI検査における吸着事故の現状をいかに改善していくかは，MRI検査担当者に課せられた責務でもある．強磁性体の吸着事故防止は，過去の事故事例に学ぶことと，自分の施設に潜んでいる危険を知ることが重要である．そして，それに対して対策を考え，他の検査とは異なる特殊な環境下での検査であることを施設の全職員に繰り返し周知することも必要である．

　MRI検査は，放射線被ばくがない低侵襲的な検査ではあるが，MRI装置の管理や使用方法を誤ると非常に危険な装置になる．場合によっては，アメリカや韓国及びインドで発生したような，死亡事故が起こる可能性もある装置ということを認識して施設全体で安全管理に努める必要がある．

6-2. RF磁場の安全管理

　RFによる発熱作用のため，MRI検査中に「熱かった」と訴える場合がある．しかしながら，臨床用MRI装置の仕様におけるRF出力では，体温上昇を認めることは少ない．通常操作モードもしくは第1次水準管理操作モードのSARの出力が管理された状態で検査を行っているため，RFにより生体に害を及ぼす影響は低いと考えられる．ただし，刺青やアートメイクを施している場合は，発熱による熱傷が報告されているため注意が必要である．検査ができない場

6．静磁場，RF 磁場の安全管理

合もある．メークアップ用品も発熱による火傷の可能性があり注意が必要である．できる限り取り除いた状態で検査を行う必要がある．

RF による火傷に関しては，湿った衣服の使用，人体または四肢を RF 送信コイル表面に接触させる，患者と RF 送信コイルケーブルを接触させる，RF 受信コイル及び心電計導線がループを形成，適合性のない ECG 電極及び導線を使用，左右の大腿の内側，左右のふくらはぎ，両手，手と体幹部，左右の足首など皮膚同士の接触が人体の一部に導電性ループを形成するなどが発生の原因となる（**図 10**）[7]．これらの多くは，検査を担当するわれわれが注意すれば防げることであるが，皮膚が接触していたことによる大腿部と指の火傷[8]の報告や，ふくらはぎが接触していたことによる火傷の報告がある[6]（**図 11，5 頁**）．

参考文献 7

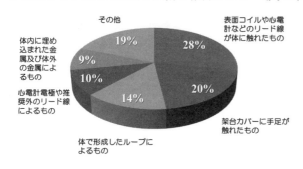

図 10　火傷の原因

火傷の原因の多くは，検査を担当するわれわれが注意すれば防げることである．
※日本放射線技術学会誌 61（7），2005：Fig.2 から引用．

MRI 検査中に火傷を経験した MRI 検査担当者は少ないと思われる．しかしながら，上記のような報告がある．また，1.5T 装置を用いた前立腺の検査時に，肘に火傷と思われる発赤が発生した事例もある（**図 12，5 頁**）．この事例では，造影検査時に患者から検査中に非常に熱かったとの訴えがあり，造影剤投与後は肘の下にスポンジを敷いて検査施行し，その後は熱さの訴えはなかった．検査の状況としては，両手を腹部上で組み，肘は脇に置いた状態で検査を実施していた（肘は，Body コイルに接触していなかった）．メーカに状況を報告した所，**図 13** に示した回答が届いている．アレイコイルによる受信が一般的になり，頭部検査などでもガントリー内にある Body コイルで送信して検査を行うことが多くなっている．そのため，ガントリーに皮膚が接触していない状態でも，このような火傷の可能性がある．両腕を組むことは避け，**図 13** に記載されているポジショニングを参考に，適正なポジショニングで検査を実施する必要がある．

参考文献 8

参考文献 9

図 10 に示した状況や，**図 12** の事例及び**文献 6，8** に記載されている状況にならないように，MRI 検査担当者は注意する必要がある．ループファントムを用いた局所温度の測定を行った論文もあり，温度上昇がループを形成した接触点で認められ，熱傷の事例報告と実験の状況が一致したと報告している[9]．また，患者の訴えにも十分注意する必要がある．

ニコチネル，ニトロダーム等の経皮吸収貼付剤は，支持台にアルミニウムが使用されているため，RF による発熱で火傷が発生する場合がある．厚生労働省医薬品局からの通達文により[10]，これらは取り外して MRI 検査を実施することになっている．カラーコンタクトレンズには色素として金属酸化物系着色剤を使用しているのもあり，これらの製品の添付文章には MRI 検査時には外すことが明記されている（経皮吸収貼付剤とカラーコンタクトレンズについては，第 8 章「被検者の装着品・装飾品などの注意」の 71-78 頁に詳細を記載）．

参考文献 10

・状況
　8chbodyコイルで前立腺撮影時、患者様より左ひじが熱いとの訴えがあり肘が赤い状態となっていた。両手は腹部上部で組み、ひじはブリッジ脇に置いた状態でBodyコイルには接触していなかった。

・状況による推察
　腹部上部で手を組んだ状態で撮影した事により患者様の腕でループが発生し、電力吸収が高いひじ部分で局所的な加熱：ホットスポットが発生したと推察されます。
（電力吸収は人体の中心から半径方向の距離の2乗に比例して増加します）

撮影時は医療機器添付文書、安全に関する取扱い説明書をご参照いただき、患者様、コイルを適正なポジショニングとし、ご確認いただいた上で撮影する事をお願い致します。

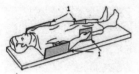
非誘電パッドを使用した患者のポジショニングの一例
（1が非誘電パッド）

図13　メーカーからの回答
アレイコイルによる受信が一般的になり，頭部検査などでもガントリー内にあるBodyコイルで送信して検査を行うことが多くなっている．そのため，ガントリーに皮膚が接触していない状態でも，この様な火傷の可能性がある．両腕を組むことは避ける必要がある．

　保温下着による発熱，導電性の強い糸を用いた可能性のあるパジャマによる火傷の事例もある（**図14，6頁**）[6]．後者の事例は，患者から背中が熱いとの訴えがあったが通常の発熱と考え検査を続行して発生している．患者から，体が熱い感じがする，○○がすごく熱い，○○が痛いような熱いような感じがする等の訴えがあった場合は適切に対応する必要がある．また，事前に患者への発熱の可能性の説明をし，我慢しないように説明しておくことも重要である．国内においても導入が進んでいる3T装置では，組織吸収率であるSARが上昇する．SARは，静磁場強度の2乗に比例して上昇する．3T装置では，撮像パラメータ設定における制限で，MRI検査担当者の工夫が必要な場合がある．

6．静磁場，RF磁場の安全管理

【追加情報】
　高周波電流ループによる火傷に関しては，「公益社団法人・日本医療機能評価機構」からの下記報告

⑤ https://www.med-safe.jp/pdf/report_2010_2_T002.pdf

⑥ https://www.med-safe.jp/pdf/report_2023_2_R001.pdf

やPMDA・医療安全情報からも，情報が発信されている．
⑦ https://www.mhlw.go.jp/stf/shingi/2r985200000274nz-att/2r985200000275wn.pdf

追加情報⑤

追加情報⑥

追加情報⑦

【追加情報】
　「一般社団法人・安全なMRI検査を考える会」のWeb TV（ https://mri-anzen.or.jp/webtv/webtv_comm/episode1/ ）に，白髪染め，タトゥーシール，金属製ネイルアート，酸化鉄入り化粧品，保温下着，ガントリーに手が接触した場合等の発熱実験の動画が掲載されている．
※本動画を閲覧するには，会員登録しログインが必要．

Web TV

【追加情報】
　体内金属が存在する場合のRFによる発熱に関する論文は，第9章の「追加情報」に掲載している．

【追加情報】
　参考文献2（米国MR室で起こった酸素ボンベ吸着事故について）に関しては，東海大学工学部医用生体工学科の高原教授の「MRIfan net」からPDFがダウンロードできる．

https://mrifan.net/blog/15808

【追加情報】
　日本磁気共鳴医学会が2022年に行った調査が「MRI検査の安全管理に対する全国多施設フォローアップ調査研究」として東らにより報告されている．その報告によると，2020年10月から2021年9月までの期間に，2,581施設のうち軽微なインシデント（ヒヤリ・ハット）が833施設の2,068例が経験し，患者の健康に影響を与える重大なインシデントは，166施設で242例起きている．同調査結果では，ヒヤリ・ハットの内訳として体内磁性体の見逃しが563例（27％），体外装具の見逃しが445例（22％），体内植込み型医療機器の見逃しが304例（15％），造影剤投与に関する事案が201例（10％），入れ墨などの見逃しが133例（6％）などであった．重大なインシデントは，造影剤投与によるショックが最も多く132例（55％）であった．次に，ペースメーカーなどの体内植込み型医療機器の故障が11例（5％），入れ墨などによる熱傷が9例（4％），体外装具による身体損傷が5例（2％），体内磁性体による組織損傷が2例（0.8％）であった．患者被害がないため医療事故には該当せず，報告されていない事例も多く発生していると思われる．その他，事前確認では問題なしとされた医療器具を装着した患者が痛みを訴えた，神経刺激のためにMRI検査を中止したなどの事例も多数あり，MRI検査中の患者モニタリングは重要である．

東美菜子，土井司，高橋光幸　他：MRI検査の安全管理に対する全国多施設フォローアップ調査研究．日磁医誌43（4），144-173，2023．

(https://www.jstage.jst.go.jp/article/jjmrm/43/4/43_2023-1792/_pdf/-char/ja)

【追加情報】
　日本磁気共鳴医学会のインシデント報告の「2023年インシデント報告分析結果」が公開されている．同様な事象が起きないような運用を考える上で，重要な情報である．

https://www.jsmrm.jp/modules/guideline/index.php?content_id=5

【参考文献】

1. 土井司, 山谷裕哉, 上山毅, 他：MR 装置の安全管理に関する実態調査の報告－思った以上に事故は起こっている－. 日放線技会誌 67：895—904, 2011. https://www.jstage.jst.go.jp/article/jjrt/67/8/67_8_895/_pdf/-char/ja

2. 高原太郎. 米国 MR 室で起こった酸素ボンベ吸着事故について. INNERVISION, 16(11), 76–79, 2001.

3. 【速報】MRI による酸素ボンベ吸引死亡事故発生. 日本磁気共鳴医学会, 2021. https://www.jsmrm.jp/modules/news/index.php?content_id=547

4. Lee,B.Y.：Lawyer Dies After Shot By His Own Concealed Gun Triggerd By MRI Scanner. Forbes, 2023. https://www.forbes.com/sites/brucelee/2023/02/12/lawyer-dies-after-shot-by-his-own-concealed-gun-triggered-by-mri-machine/?sh=1a5f6986568a

5. 救急撮影ガイドライン第 3 版Ⅳ章安全管理の技術と知識. へるす出版. 2020.

6. 土橋俊男：MRI 検査の安全管理最新事情. 映像情報メディカル増刊「ROUTINE CLINICAL MRI 2013, 78-85, 2013.

7. 杉本博：MR 装置についての米国 FDA への不具合報告（MDR）について（標準化小委員会だより）. 日本放射線技術学会誌 61：972－973, 2005. https://www.jstage.jst.go.jp/article/jjrt/61/7/61_KJ00003326898/_pdf/-char/ja

8. 奥田智子, 浅尾千秋, 吉松俊治, 他：MR 検査中に熱傷を生じた 2 症例. 日本磁気共鳴医学会雑誌 24（2）, 88-91, 2004. http://fms.kopas.co.jp/fmdb/JJMRM/24/2/88.pdf

9. 山崎　勝, 山田英司, 工藤禎宏, 他：MRI 検査における RF 照射による温度上昇の検討－ループファントムを用いた局所温度の測定－. 日本放射線技術学会誌, 61（8）, 1125-1132, 2005. https://www.jstage.jst.go.jp/article/jjrt/61/8/61_KJ00003943073/_pdf/-char/ja

10. 磁気共鳴画像診断装置に係る使用上の注意の改定指示等について：薬食安発第 0822001 号, 薬食機発第 0822001 号, H17 年 8 月 22 日. https://www.mhlw.go.jp/shingi/2006/01/dl/s0112-5d.pdf

7. 体内に植込まれた医療機器（IMD：Implantable Medical Device）の確認及び対応

体内にステント，クリップ，条件付きMRI対応不整脈治療デバイスや条件付きMRI対応人工聴覚器などのIMDが留置されている患者のMRI検査には十分注意が必要である．

IMDが存在する場合は，MR適合性を確認し，検査を実施しなければならない．MR適合性は，いかなるMR環境においても既知の危険性を持たない「MR safe」，あらかじめ定められた使用条件下である，特定の環境においては既知の危険性がない「MR conditional」，あらゆるMR環境で既知の危険性が発生することが判明している「MR unsafe」の3分類となる（**図1，6頁**）．

参考文献1

近年では，多くのIMDがMR conditionalの範疇にあり，一定の条件下で安全にMRI検査を実施できるようになっているが，その判断に関しては，検査現場で苦慮する場合が少なくない．MRI検査の適合性に関する情報が少なく，適合性の確認方法や判断が施設によって異なるという問題点が挙げられている[1),2)]．また，ある一定の条件下でのみMRI検査が可能な条件付きでMRI検査が可能なIMDが増加しているが，MRI検査が可能な条件がIMDごとに異なり，その把握が非常に煩雑になっている現状が散見されている．IMDは，MRI検査時に取り外すことが不可能であり，安全確保に十分配慮する必要がある．全身に数多くのIMDが使用される可能性があることを十分認識して確認と対応を適切に行う必要がある（**図2**）．

参考文献2

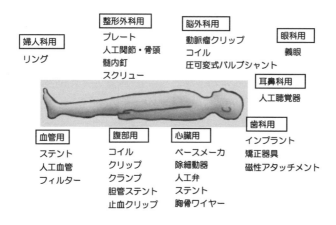

図2　様々なIMD
全身に様々なIMDが使用されている可能性がある．これらの確認漏れに注意が必要である．※MRI安全性の考え方　第3版（学研プラス），272頁の図4から引用．

2012年頃までは，心臓ペースメーカ，除細動器，人工内耳などはMRIが禁忌である代表的なIMDであり，その情報は広く知られていた．しかし，2012年に条件付きでMRI検査が可能である心臓ペースメーカや人工内耳が薬事（現在の薬機法）承認され，同じIMDでもMRI検査が禁忌な製品とある一定の条件下ではあるがMRI検査が可能な製品が混在するようになった．

MRI検査を予約・実施する場合，IMDの存在の有無を確認することが重要になる．MRI検査が禁忌であるIMDがあればMRI検査は実施できない．商品名もしくは材質などで安全性が確認されているIMDであればMRI検査が実施となる．商品名は分かるが，MR適合性が不

7．体内に植込まれた医療機器（IMD：Implantable Medical Device）の確認及び対応

明な場合は，医療機器のMR適合性検索システム（Nextant: https://www.medie.jp/solutions/nextant）やPMDAなどで添付文書を確認し，MR適合性を確認する．一番問題となるのは，IMDの存在は確認できたものの，その商品名や材質がわからない場合であり，判断が非常に難しくなる．現在，検査現場で一番問題となっている点である．特に，MRI検査直前の問診票などでその存在が判明した場合は，MRI検査を実施するか中止にするかの判断が，時間的な制約もあり非常に難しくなる．製品の名称や材質が不明なIMDが体内に存在する場合は，MRI検査を実施しないという施設もあるが，MRI検査直前の中止による患者とのトラブルも少なくない．製品の名称や材質が不明なIMDが存在する患者のMRI検査に関しては，過去のMRI検査の有無，いつ，どこで，どのような疾患でIMDを埋め込んだかを詳細に確認し，MRI検査を依頼した医師，MRI検査を担当する放射線科医と相談して判断することになる．最終的には，MRI検査によって得られる利益と，MRI検査によって生じる可能性がある危険性を天秤にかけ，その情報を患者に説明し，患者の意思を尊重しつつ，共に判断することになる[3]．この時の判断のためにも，平素よりIMDの安全性に関する多くの情報を収集し，的確に把握しておくことが重要な点でもある．

Nextant

> 【追加情報】
> 　IMDが存在する場合，添付文書上の販売名がわかれば添付文書を確認してMR適合性や撮像条件を調べることができる．しかしながら，実際の医療現場ではIMDの存在は確認できてもその名称や材質を確認できない場合が少なくない．このような場合，MRI検査の適否の判断は非常に難しくなる．検査現場では，限られた時間内に判断を迫られる場合がある．この時点で明確な対応方法を示すことは難しいが，文献3を再度引用し，確認の流れの例を**図3**（**6頁**）に示した．
> 「過去のMRI検査の有無や，いつ，どこで，どのような疾患でインプラントを挿入したかを詳細に確認し，MRI検査を依頼した医師やMR検査を担当する放射線科医師と相談することになる．最終的には，MRI検査によって患者が得る利益と，MRI検査によって生じる可能性がある危険性を天秤にかけることになる．」

7-1．動脈瘤クリップ

参考文献4

　動脈瘤クリップの材質は，チタンやエルジロイ（コバルト・クロム合金）であり，頭部検査においては金属artifactの発生はあるものの，安全にMRI検査が実施可能である．しかしながら，古い製品にはMR非適合の強磁性体の物も存在し死亡例の報告もある[4]．そのため，MRI検査が可能か不可能かの確認は，検査予約時に確実に行う必要がある．MRI検査当日に動脈瘤クリップの存在が判明した場合には，確認に時間がかかる場合もあり，スムーズにMRI検査が実施できない可能性もある．

　「1-1」で記載したように，MRI検査予約時の医師による確認で動脈瘤クリップ「あり」を選択すると，MRI対応であることを確認したことがわかるように「MRI対応を確認」などと記載することを必須条件にしている施設もある．

脳動脈瘤クリップについては，2008年より承認申請時には，ASTM（American Society for Testing and Materials）の試験方法に基づいた評価が求められるようになっている[5]．

参考文献5

7-2．ステント

多種多様なステントが使用されているが，その多くはMR conditionalであり，ある一定の条件下でMRI検査が可能である．しかしながら，ステントにより撮像条件が大きく異なる．そのため，撮像条件を確認し適切にMRI検査を実施しなければならない．表1に4種類のステントに関するSARの撮像条件と適応静磁場強度を示すが，制限が大きく異なっていることが分かる[6]．同じステントでも，検査範囲（アイソセンターの設定位置）によってSARの設定を変えなければならないものもある．MR適合性とともに，撮像条件も確認する必要がある．

参考文献6

表1 IMDの撮像条件の違い

ステントA	静磁場強度　1.5Tまたは3.0T
	空間的磁場勾配　720 Gauss/cm
	15分以下のスキャンの場合，全身SAR 2.0W/kg（通常運転モード）
ステントB	磁束密度　3.0テスラ以下
	全身平均SAR値　4.0W/kg・15分以下
ステントC	静磁場強度　1.5または3.0Tesla
	空間的磁場勾配　3000 Gauss/cm（300mT/cm）
	臍上全身SAR 最大2.0W/kg・15分
	臍下全身SAR 最大1.0W/kg・15分
	全身MRIコイルを用いること
	局所コイルはステント上に配置しないこと
ステントD	静磁場強度　1.5T以下
	空間的磁場勾配　450Gauss/cm
	全身平均SAR値　1.3W/kg・15分以下
	特殊な傾斜磁場コイル，エコープラナー法またはその他高速撮影法，あるいは20T／秒以上の磁気勾配を使用するその他の技術および方法は，ステント留置患者のMRI撮像法として使用しないこと．

SARおよび適応する静磁場強度に違いがあることがわかる．静磁場の勾配を示す空間的磁場勾配は大きく異なっている．検査担当者は，これらを把握して検査を実施しなければならない．
※MRI安全性の考え方 第3版（学研プラス），277頁の表1から引用．

以前，筆者らが行ったアンケート調査において，「ステントの添付文書に全身SARの値（1.0W/kg以下や2.0W/kg以下など）のみ記載があり，頭部SARの記載がないIMDが体内に存在する場合，頭部検査時のSARはどのように管理しているか．」の設問に対して，「頭部の通常操作モード（3.2W/kg）で検査を施行」が70施設（52%），「記載されている全身SARを超えないように撮像条件を管理して検査を施行」が60施設（45%）であった（アンケート結果は，12-3-2に全文を示す）．

SARに関しては表2のように定められている．パラレルMRIが一般的に使用されるようになり，頭部検査においても全身用のボディーコイルで送信し頭部用のアレイコイルで受信する

7．体内に植込まれた医療機器（IMD：Implantable Medical Device）の確認及び対応　　59

システムで検査をすることが多くなっている（メーカによっては，従来使用されてきた頭部用
の送受信 QD コイルがない装置も存在する）．この場合でも，頭部 SAR の上限値は，従来の頭
部専用送受信 QD コイルと同様に，3.2W/kg（全身 SAR の制限は 2.0W/kg）である．

　頭部撮像時でも全身用のボディーコイルで送信した場合，胸部あるいは上腹部付近まで RF
エネルギーが分布していると考えられる．この状況では，頭部の SAR が添付文書に記載され
ている上限値を超えた場合に体幹部がその値以下であるということを保証できない．したがっ
て，安全側で考えると，添付文書に記載されている全身 SAR の規制値を頭部 SAR にも当ては
めて検査を施行することが基本になると思われる．一部の装置では，頭部検査を全身用のボ
ディーコイルで送信し頭部用のアレイコイルで受信しているときに，「頭部 SAR」と「全身用
SAR」の両者を表示することが可能である．この場合，表示される全身 SAR の値が添付文書
に記載されている全身 SAR の制限値を下回ったとしても，頭部 SAR が添付文書に記載されて
いる SAR の制限値を超える設定は，安全側で考え避けるべきだと考える．

表2　SAR の上限値

操作モード	全身SAR	頭部SAR
通常操作モード	**2W/kg**	**3.2W/kg**
第1次水準管理操作モード	**4W/kg**	**3.2W/kg**
第2次水準管理操作モード	**＞4W/kg**	**＞3.2W/kg**

ボリューム送信コイルの場合．6 分間の平均値．任意の 10 秒間における SAR 上限値が既定
の 2 倍を超えてはならない。

　筆者らのアンケート調査では，添付文書に「全身 SAR が通常操作モードの 2.0W/kg 以下」
などと記載されている場合，頭部検査でも通常操作モード（3.2W/kg）のままで検査を実施し
ている施設が半数以上であった．その理由として，「ステントの種類などから SAR の上限を患
者ごとに個々に管理して検査をすることが困難である．」，「当院では，条件付き MRI 対応イン
プラント患者の SAR 設定はすべて通常操作モードで撮像を行っている．」などのコメントが付
されていた．IMD ごとに撮像条件の制限が大きく異なり，添付文書に記載された条件を検査
現場で確認することの難しさが示唆された．

　参考までに，ステントの製造・販売会社に頭部 SAR に関する確認を行った回答を表3に示
す．多くの施設で，添付文書に記載されている全身 SAR の値以下になるように撮像 parameter
を設定して検査を実施するのではなく，通常操作モード（3.2W/kg）で検査が実施されていた．
安全側で考える場合の基本は，添付文書に記載された値を正しく解釈し検査することである．
表1に示したように，撮像部位により SAR の上限値が異なる記載もある．これは，IMD の
埋め込み位置と撮影部位との関係と思われる．例えば，c の「上半身（臍より上）ランドマー
クで 1W/kg」との記載がある場合は，臍より上に位置決め用のポインターを設定した場合は，
SAR の上限が 1W/kg となり，頭部検査においても SAR の上限は 1W/kg で抑える必要がある
と考えられる．

　12 章の 3-2 に，ステント，クリップや整形外科用金属等の電源を有しない受動型埋込医療機

器（passive implant）の添付文書に関するアンケート調査結果に関して，重複する部分はあるが全文を掲載した．

表 3　SAR に関する問い合わせの回答

	SARに関する記載内容	回答
a		添付文書に記載した条件が非臨床（ASTM試験）で安全性が確認された条件となります．そのため，特定の条件に付いては評価していませんとの説明になります．
b	全身SARのみの記載で，頭部SARの記載がない．	頭部を含む，臍より上の領域で本品のMRI安全性を担保できると設定した上限値は1W/kgでした．そのため，頭部MRIを検査される場合は，これらの情報に基づき，患者様の安全性を考慮の上，ご判断いただければと思います．
c		2.0W/kgによる通常操作モードの試験のみ実施しており，頭部SARの通常操作モードである3.2W/kgの試験結果がないため，そのレベルでのスキャンは推奨することは出来かねます．そのため，頭部であっても2.0W/kgと理解していただけると幸いです．

添付文書に全身 SAR のみ記載がある場合の，頭部 SAR に関するデバイスの製造・販売会社による回答．

7-3. コンタクトレンズ

　コンタクトレンズには，カラーコンタクトレンズと無色透明なクリアレンズの2種類がある．前者のカラーコンタクトレンズには，金属性の色素が使用されている製品がある．その添付文書を見ると，レンズの組成部分の着色剤に「金属酸化物系着色剤」との記載がある場合は，「禁忌・禁止」の項目に「MRI 検査を受ける際にはレンズを外すこと.」との記載があり（**図4**），MR 検査時にはレンズを取り外すことが明記されている．2006 年に，MR 検査とカラーコンタクトレンズの相互作用に起因すると思われる医療機器安全情報報告が厚生労働省に提出された．このことを受け，3T-MR 装置によるカラーコンタクトレンズの吸引力テストが行われた[7]．実験結果では，最大で 10°の振れ角度であったと報告されている．この報告では，dB/dt やRF パルスの検討は行っておらず，高周波熱傷などの複合的な作用は不明と述べられている．

参考文献7
※1：論文の閲覧には J-STAGE の購読者番号とパスワードが必要

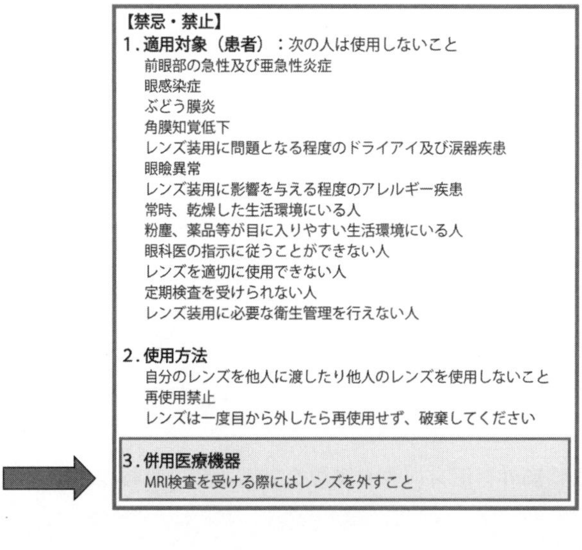

【禁忌・禁止】
1.適用対象（患者）：次の人は使用しないこと
　前眼部の急性及び亜急性炎症
　眼感染症
　ぶどう膜炎
　角膜知覚低下
　レンズ装用に問題となる程度のドライアイ及び涙器疾患
　眼瞼異常
　レンズ装用に影響を与える程度のアレルギー疾患
　常時，乾燥した生活環境にいる人
　粉塵，薬品等が目に入りやすい生活環境にいる人
　眼科医の指示に従うことができない人
　レンズを適切に使用できない人
　定期検査を受けられない人
　レンズ装用に必要な衛生管理を行えない人

2.使用方法
　自分のレンズを他人に渡したり他人のレンズを使用しないこと
　再使用禁止
　レンズは一度目から外したら再使用せず，破棄してください

3.併用医療機器
　MRI検査を受ける際にはレンズを外すこと

図4　カラーコンタクトレンズの添付文書（原文は枠が朱書）
「禁忌・禁止」欄に MRI 検査を受ける際にはコンタクトレンズを外すように記載されている．

2008年には，入江等により「MRI検査におけるカラーコンタクトレンズの研究 - 画像評価と温度変化について -」が報告されている．金属製の着色剤により磁化率 artifact と発熱について検討が行われている．発熱については，「温度上昇は最大でおよそ 0.4℃であった．眼球に影響を及ぼす可能性は低いと考えられるが，コンタクトレンズの金属成分の含有率が公表されていない以上，安全を第一にカラーコンタクトレンズは外すべきである．」と述べている[8]．

カラーコンタクトレンズに関しては，添付文書にMRI検査を受ける時にはレンズを取り外すことが明記されている．したがって，取り外してMRI検査を実施する必要がある．金属性の着色剤が含まれない無色透明なコンタクトレンズ（クリアレンズ）については，装着したままMRI検査を実施したとしても明確なリスクは考えにくく装着したまま検査を実施している施設もあるが，支障がない限り取り外して万全を期すべきとする考え方もある[9]．

7-4．磁性アタッチメント

磁性アタッチメントは，磁石の吸引力を利用して義歯を固定するものである[10),11)]．磁石部である磁石構造体と，それに吸着する磁性ステンレスのキーパー部により構成されている．自験例において，1.5T-MR 装置内に10分間入れた状態で磁石部である磁石構造体の磁力を測定したところ，約20%の磁力の低下を認めた[12]．また，林らの報告では，1T の磁場強度で約15%の磁力の低下，3T の磁場強度で約55～80%の磁力の低下を認めたと報告している[13]．これらの結果から，磁石構造体が装着されている義歯を外さずにMRI検査を実施した場合，義歯の固定に支障が出る可能性がある．磁性アタッチメントを使用している患者のMR検査を施行する場合は，磁石構造体が装着されている義歯を外す必要がある．ただし，海外製品の一部には義歯と支持台としているキーパーの両方に磁石構造体が使用される場合がある．この場合は，MRI検査時に取り外しが困難なので注意が必要である．

参考文献11

歯科用磁性アタッチメントを使用している患者の検査現場での具体的な対応としては，

参考文献12

1. 頭部検査以外でも，磁石を利用した入れ歯（磁性アタッチメント）の確認を必ず行う．
2. 磁性アタッチメントを使用している場合は，検査室に入室する前に磁石構造体が埋め込まれている「義歯」を必ず外してもらう．
3. 患者によっては，口腔内の金属（キーパー）に磁石を使用していると訴える場合がある．この場合は，義歯側が磁石であることを丁寧に説明し，場合によっては，あまり良い方法ではないかもしれないが，以下の方法で確認すると良いと思われる．クリップを延ばし，消毒してから口腔内のキーパーに吸着があるかないかを確認して説明する．
4. 磁石構造体が埋め込まれている義歯を外して検査をしたにも関わらず，検査後に吸着が悪くなったと訴えた場合には，磁性アタッチメントを取り付けた歯科への受診を勧める．この説明に関しては，検査前の説明に加えるか，検査後に申し出た場合の対応にするかは各施設での判断となる．

残存歯に埋め込む強磁性体（キーパー部分）が，MRI検査で外れたという報告もあるため[14]，事前の説明とMR検査中に異常を感じた場合の連絡方法の確保は必要となる．キーパーの固定に問題があると，MRI装置の強力な磁力によりキーパーが離脱したり，ずれたりする可

参考文献14

能性がある．MRI検査中に，キーパー周囲の違和感や疼痛を訴えた場合にはMRI検査を中止し，歯科医院を受診するように指示することも重要である．

参考文献15

　歯科用磁性アタッチメントに関しては，日本磁気歯科学会から，「歯科用磁性アタッチメント装着者のMRI安全基準マニュアル」[15]が出されているので参考にしていただきたい（http://jsmad.jp/jjsmad/MRI-safety-GL-2022.pdf）．

> 👉 **【追加情報】**磁性アタッチメント装着者のMRI検査の注意点を述べた論文
> 　参考文献15と共に，安全な検査を実施する上で参考になる論文である．
> ・尾松美香，小畠隆行：MRI静磁場内での磁性体装着物の安全性―歯科用磁性アタッチメントキーパーを中心に―．日本磁気共鳴医学会誌，36（1），1-13，2016.
> http://fms.kopas.co.jp/fmdb/JJMRM/36/1/1.pdf

7-5．能動型条件付きMRI対応デバイス

　MRI検査が禁忌として対応していた心臓ペースメーカ，人工内耳，電気・磁気刺激や薬物の投与を行い，神経活動を可逆的に調整するニューロモデュレーションデバイスなどに，一定の条件下でMRI検査が可能な製品が薬機承認され患者に使用されている．代表的な能動型条件付きMRI対応デバイスを表4に示す．人工聴覚器を除き，MR検査を実施するための施設基準や検査実施条件，MRI検査を行うための必須条件，施設認定制度などがある．

表4　代表的な能動型条件付きMRI対応植込み型医療デバイス

心臓デバイス	リードレスペースメーカ
	ペースメーカ
	ICD（植込み型除細動器）
	S-ICD（皮下植込み型除細動器）
	CRT-P（除細動機能なし植込み型両心室ペーシングパルスジェネレータ）
	CRT-D（両室ペーシング機能付き植込み型除細動器）
	ICM（植込み型心電図記録計）
ニューロモデュレーション	脊髄刺激法（SCS）
	脳深部刺激療法（DBS）
	仙骨神経刺激療法（SNM）
	バクロフェン髄注療法（ITB）
	迷走神経刺激療法（VNS）
人工聴覚器	人工内耳
	人工中耳
	骨導インプラント

　心臓デバイスについては，施設基準と検査実施条件があり，これらを満たす施設として施設認定を受けた登録施設でのみ検査が可能である．ニューロモデュレーションデバイスには，施設基準がある．施設基準を満たす施設でのみ検査が可能である．人工聴覚器については，実施設基準や検査実施条件はなく，添付文書に記載された注意事項や撮像条件を遵守すれば，どの施設でも検査が可能と解釈することができる．

7．体内に植込まれた医療機器（IMD：Implantable Medical Device）の確認及び対応

植込み型不整脈治療デバイスは，施設基準がありこの基準を満たす施設であることを示す認定施設の登録が必要である．登録には，不整脈デバイス患者のMRI検索情報サイト（http://cieds-mri.com/jadia/public/：2次元コード1）で実施している「医療従事者向けトレーニング」が必須になっている．登録施設は，不整脈デバイス患者のMRI検索情報サイトで確認できる．登録された認定施設でのみMRI検査が実施可能となっている．MRI検査実施の際は，検査実施条件に基づいて検査を実施することになる．

2次元コード1

> 【追加情報】条件付きMRI対応心臓植え込みデバイスの新しいステートメント
>
> 日本医学放射線学会，日本磁気共鳴医学会，日本不整脈心電学会から2024年1月12日付で，「心臓植込みデバイス患者のMRI検査に関する運用指針 3学会合同ステートメント改訂」が発出され，同時に「条件付きMRI対応心臓植込みデバイス患者（MRIカード保有者）のMRI検査の施設基準」と「条件付きMRI対応心臓植込みデバイス患者（MRIカード保有者）におけるMRI検査の実施条件」の改訂版も示された．
>
> 改訂されたステートメントでは，MRI非対応心臓植込みデバイス患者（MRIカード非保有者）のMRI検査の新たな施設基準と実施条件が示されている．詳細は，ステートメントを確認していただきたい．それぞれの資料は，MR学会のWebサイトからダウンロード可能である．
>
> https://www.jsmrm.jp/modules/guideline/index.php?content_id=2

WEBサイト
ガイドライン

撮像条件の詳細は，各デバイスの添付文書や日本磁気共鳴学会のウェブサイト「能動型の条件付きMRI対応植込み型医療デバイス一覧表（日本磁気共鳴医学会，安全性情報・ガイドライン等の「安全性情報：https://www.jsmrm.jp/modules/guideline/index.php?content_id=1」」に掲載されている（2次元コード2）．また，「不整脈デバイス患者のMRI検索情報サイト（2次元コード1）」の「MRI対応機種組合せ検索」でも確認できる．この検索では，メーカー，心臓植込み型機器の種類，本体モデル名及び本体モデル番号を入力することにより確認できる．アボットメディカルジャパン株式会社では，自社のウェブサイトの「条件付きMRI対応心臓植込み型デバイス検索：https://www.cardiovascular.abbott/jp/ja/mri-verification.html：2次元コード3」で，患者に渡すデバイス手帳もしくはデバイスカードに記載されたMRIシリアルナンバーを入力することにより，対応機種の撮像条件が確認できるようになっている．MRI非対応の場合は，「お問い合わせの心臓植込み型デバイスはMRIに対応しておりません．MRI検査を受けることはできません．」と表示される．

2次元コード2

治療デバイスではないが，植込み型心電図記録計も広く利用されている．このデバイスは，施設基準，検査実施条件及び施設認定制度などはない[6]．

2次元コード3

慢性疼痛や，てんかん，パーキンソン病などで薬物による治療効果が十分得られない症例に対し，持続的に電気刺激を脳・脊髄などに直接与えることで発作を抑制する目的で留置されるニューロモデュレーションデバイスは，MRI検査を行うための条件として，「MRI検査を実施する施設の条件」と「MRI検査を行うための必須条件」があるが，施設認定制度はない．「MRI検査を実施する施設の条件」と「MRI検査を行うための必須条件」は，添付文書に記載され

ている（図5）．MRI検査の実施に際しては，「MRI検査の実施者は，製造販売業者が提供する研修を修了していること．」もしくは「MRI検査を実施する医師及び診療放射線技師は，製造販売業者が提供する研修を修了していること．」との記載が添付文書にあり，植込み型不整脈治療デバイスと同様に研修の受講が必須になっている．

2次元コード4

撮像条件の詳細は，各デバイスの添付文書や日本磁気共鳴学会のウェブサイトに掲載されている「能動型の条件付きMRI対応植込み型医療デバイス一覧表（2次元コード2）や迷走神経刺激装置に関するMR適合性情報一覧：https://www.medie.jp/docs/vns_device.html（2次元コード4）」で確認できる．

2次元コード5

条件付きMRI対応人工聴覚器に関しては，施設基準や検査実施条件はなく，施設認定制度もない[6]．添付文書に記載された注意事項や撮像条件を遵守すれば，どの施設でも検査が可能と解釈することができる（撮像条件の詳細は，各デバイスの添付文書や日本磁気共鳴学会のウェブサイトに掲載されている「人工聴覚器に関するMR適合性情報一覧（https://www.medie.jp/docs/artificial_ear_device.html：2次元コード5）．しかしながら，条件付きMRI対応人工聴覚器装用者からは，人工聴覚器を埋め込んだ施設でなければMRI検査が実施できない，MRI検査を断られるなどの訴えが少なくない[16]．そこで，条件付きMRI対応人工聴覚器の検査対応について確認するため，2022年10月に人工内耳装用者のMRI検査対応についてのアンケート調査を実施した．アンケート調査を取りまとめた「条件付きMRI対応人工内耳装用者のMRI検査に関するアンケート調査結果」は，12-3-1（121頁）に掲載する．

参考文献16

認定機構動画

👉【追加情報】
　日本磁気共鳴専門技術者認定機構の「動画で学ぶMRIの医療安全」の中に，条件付き能動型体内デバイスの安全管理の動画（https://di-lab.jp/JMRTS/）が掲載されている．
　日本磁気共鳴専門技術者認定機構の正式名称は，特定非営利活動法人日本磁気共鳴専門技術者認定機構（Japan Authorize Organization for Magnetic Resonance Technological Specialist：JMRTS）という．機構には，認定研究会が実施する研究会の情報，安全情報，認定試験に関する情報，更新・セミナーに関する情報などが掲載されている（https://plaza.umin.ac.jp/~JMRTS/seminar/seminar1.html：2次元コード1）．また，動画で学ぶ「MR専門技術者に必要な基礎知識」や「MRIの医療安全」などを視聴できるようになっている．MR専門技術者だけでなく，MRI検査の担当者にとっても，最新の安全情報の確認，安全管理に関する講習会の情報など，安全管理に係わる最新の情報を得ることができるため，定期的に閲覧し情報を更新することを進めたい．

7-6．その他のデバイス

　止血クリップに関しては，添付文書に「患者の体腔内の組織に損傷を与えるおそれがあるため，MRI検査を予定している患者に本製品を使用しないこと．また，クリップを留置した患者にMRI検査を実施する場合は，患者に留置したクリップが自然脱落し，排出されたことを確認してから実施すること」などの記載があり，MRI検査が禁忌であった．しかしながら，

7．体内に植込まれた医療機器（IMD：Implantable Medical Device）の確認及び対応　　　65

【警告】
1.適用対象（患者）
1) 出血傾向のある患者
　血液凝固障害や高血圧を呈する患者又は抗凝固薬を処方され
　ている患者を含む、出血傾向のある患者へ使用する場合は特に
　注意を払うこと。[このような患者への微小電極挿入及びリード挿
　入は、頭蓋内出血のリスクを増大させる。]
2) 自殺のリスク
　手術前には自殺のリスクについて、潜在的な臨床有効性も含め
　十分に考慮して患者を評価すること。刺激の調節、刺激の中止、
　薬剤の調節、精神科医による診断等の適切な処置を検討するこ
　と。[脳深部刺激療法（DBS）の既知のリスクとして抑うつ、自殺念
　慮、自殺がある。]
2.MRI 検査について
1) MRI 検査：
　本品の植込み患者に MRI 検査を行う場合は、以下の[MRI 検査
　を実施する施設の条件]、[MRI 検査を行うための必須条件]及び
　【使用方法等】の[MRI 使用条件]に示された条件下で行うこと。
[MRI 検査を実施する施設の条件]
・放射線科を標榜していること。
・本品の添付文書に記載された条件で検査が行える装置を有す
　ること。
・日本磁気共鳴専門技術者(MRI 専門技術者)又はそれに準ずる
　者が常時配置され、MRI 装置の精度及び安全を管理しているこ
　と。
・本品による治療法に習熟し、製造販売業者が提供する研修を修
　了した医師(以下、本治療法施行医師)並びに MRI 検査を実施
　する医師及び技師は、製造販売業者が提供する研修を修了し
　ていること。
[MRI 検査を行うための必須条件]
・本治療法施行医師が、事前に当該患者の MRI 検査の安全性を
　確認すること。
・本治療法施行医師は、患者に対して、MRI 検査を実施する医師
　及び技師に植込み患者手帳等(MRI 検査の安全性を確認できる
　物)を提示するように指導すること。
・MRI 検査を実施する医師及び技師は、MRI 検査の安全性が確
　認されていることを、植込み患者手帳等により確認すること。
・MRI 検査実施に際しては、検査実施施設で定めた MRI 検査マ
　ニュアルを遵守すること。
・MRI 検査実施後は、本治療法施行医師が行う通常のフォロー
　アップにおいて、機器に異常がないことを確認すること。
2) MRI 検査に対する安全性の検証：
　本品の MRI 検査に対する安全性は非臨床試験のみで検証され
　ている。このことに留意し、本治療法施行医師は患者に対して
　MRI 検査を行う場合に起こりうる不具合及び有害事象（【使用上
　の注意】の「4. 不具合・有害事象」参照）について十分に説明す
　ること。

**図5　ニューロモデュ
レーションデバイスの添
付文書（原文は朱書）**
警告欄に、「MRI 検査を実
施する施設の条件」と「MRI
検査を行うための必須条件」
の記載がある.

最近のクリップは，条件付きで MRI 検査が可能な製品が多い．今まで禁忌であった製品が，MR conditional になった製品もある．添付文書を確認し，MR 適合性及び撮像条件を確認して検査を施行することになる．

参考文献 17

持続自己血糖測定器（リブレ）に関しては，添付文書の「禁忌・禁止」に「MRI 検査前には必ず使用中の FreeStyle リブレ Pro（センサー）を取り外してください．センサーは金属を含んでおり，MRI 装置への吸着，故障，破損，火傷等が起こるおそれがあるため．」との記載がある．持続自己血糖測定器は 2020 年頃より普及した医療機器であり，スタッフの認知不足もあるので注意が必要である．金属探知機による反応を調べた報告で[17]では，センサー表面では反応するものの 3cm ほどの厚さがあるスポンジ越しでは反応しなかったとある．

人工関節，髄内釘などの整形外科用の金属材料の多くは，チタンや 316 ステンレスが使用されている．これらは，金属 artifact は発生するものの MRI 検査は可能である．3T-MR 装置においても磁石架台端における触れ角度は 0〜20°であり，45°を超える吸引力は認められない[18]が，ステントなどと比べ添付文書に MRI 検査の関する記載が非常に少ない．平成 31 年（2019 年）8 月 1 日に，厚生労働省より「植込み型医療機器等の MR 安全性にかかる対応について：薬生機審発 0801 第 1 号，薬生安発 0801 第 4 号」が発出された．この文書により，金属が含まれる植込み型医療機器の添付文書には，MRI 検査に関する安全評価についての記載が義務付けられた[19]．この通知により，最近は整形外科用の金属材料の添付文書にも MRI 検査に関する記載が載るようになった．

参考文献 18
論文の閲覧には J-STAGE の購読者番号とパスワードの入力が必要．

上記 9-1〜9-6 の IMD 以外にも，避妊具など条件付きで MRI 検査が可能な MR conditional に分類される IMD は多数ある．MRI 検査が禁忌か実施可能かだけではなく，MR 検査が実施可能な場合も，その MRI 検査が可能な条件を詳細に確認する必要がある．また，同じ目的で使用されるデバイスに，MRI 検査対応と非対応が混在している場合もあり，この点にも注意が必要である．

参考文献 19

条件付き MRI 対応デバイスの条件としては，装置本体の制限である静磁場強度，静磁場の勾配（勾配磁場強度）と撮像条件である B_{1+RMS}，SAR，使用コイルなどに制限がある．同じ製品でも，型式や販売メーカにより制限条件が異なっている．そのため，製品ごとに添付文書を確認し，撮像条件などの制限事項を把握して MRI 検査を実施する必要がある．例えば，**表 1** に示したステント C 及び D に関しては，SAR の上限値が通常操作モードより低い値に設定されている．最新の一部の MRI 装置では，IMD の上限値に合わせた SAR の値を装置に直接入力して管理可能になっているが，これらのシステムの普及はこれからである．SAR は，撮像条件を設定した結果としてプレスキャンの前か後かに表示される．現状では，この値を確認して SAR が IMD の制限値を超えていないか判断する必要がある．これは非常に煩雑であり，検査時間の延長や制限条件を超えて MRI 検査を実施してしまう可能性も考えられる．通常操作モードから第 1 次水準管理操作モードに入るときは，検査担当者の確認が必要になる．一方，IMD の SAR の上限値が通常操作モードより低い値に設定されている場合は，表示される値を確認して対応するしかない．値を見逃せば，制限条件を超えて検査をする場合もあるため，撮像条件の管理に注意が必要である．また，**表 1** に示したステント 4 種類には，全身 SAR の記載はあるものの頭部 SAR の記載はない．このような場合，頭部検査時の SAR の管理をどのように

7．体内に植込まれた医療機器（IMD：Implantable Medical Device）の確認及び対応

するかは考えなければならない．さらに，静磁場強度に関する記載についても，3.0テスラ以下や1.5T以下と記載があれば適応する静磁場強度は明確に判断できるが，1.5Tまたは3.0Tと記載があった場合は，1.5T未満の静磁場強度に対応しているかは判断に迷う所である．これらの問題点については，12-3-2（131頁）で触れているので確認していただきたい．

　IMDについては，検査直前の確認を厳重に行うことが重要である．患者から直接聞き取りができない場合には，MRI検査を依頼する医師の確認作業とMRI検査を担当する放射線科医及び診療放射線技師（臨床検査技師）の確認が重要になる．MRI検査が禁忌であるIMDが存在する患者のMRI検査を実施することは絶対にあってはならないが，MRI検査が実施可能にも関わらず，情報がないことによりMRI検査を実施しないことも避けなければならない．また，安全だと言われているIMDであっても，それらが体内に存在する状態でMRI検査を行う場合は，発熱の影響も含めて常に患者の状態を確認しつつ検査を進める必要がある．患者が異常を訴えた場合は，MRI検査を一時的に中断し安全性を確認する必要がある[6]．

【追加情報】
　人体の発熱管理には，単位組織量当たりの吸収電力を示すSARの他に，被検者内のRFコイルの中心部で励起に使われる磁界の磁束密度の平均時間であるB_{1+RMS}がある．条件付きMRI対応デバイスの中には，SARとB_{1+RMS}の両者が併記されている場合もある．この場合，B_{1+RMS}を表記できる装置であれば，検査を実施するにあたって有利な方を採用すれば良いと考えられる．一方で，添付文書にB_{1+RMS}のみしか記載されていない条件付きMRI対応デバイスも数は少ないが存在している．この場合，B_{1+RMS}を表示できないMRI装置では検査を実施できないと判断することになる．

【追加情報】
　日本磁気共鳴医学会と日本医学放射線学会の連名により，「MRIを安全に行なうための体内デバイス管理指針（日本磁気共鳴医学会，安全性情報・ガイドライン：https://www.jsmrm.jp/modules/guideline/index.php?content_id=2）」が2021年12月14日に発出されている．この指針に基づいて院内の検査体制を整備し，指針に則って検査を実施する必要がある．

管理指針

【追加情報】
　日本磁気共鳴専門技術者認定機構の動画で学ぶMRIの医療安全の中に，医療安全セミナーの動画（体内装着品への対応：https://di-lab.jp/JMRTS/ ）が掲載されている．

医療安全
セミナー

【追加情報】

IMDとRFによる発熱に関する過去の論文を下記に挙げる．参考にして頂きたい．

①村中博幸：ワークショップ－より良い撮影技術を求めて（その91）－MRI検査における体内金属のRF発熱評価と安全対策－．日本放射線技術学会　放射線撮影分科会誌（50），67-70，2008．https://www.jstage.jst.go.jp/article/photographingjsrt/50/0/50_KJ00004914538/_pdf/-char/ja

②村中博幸：ワークショップ－より良い撮影技術を求めて（その96）－MR検査を安全に行うために知るべきこと「MR検査中の体内金属の発熱にいて」－．日本放射線技術学会　放射線撮影分科会誌（.52），57-60，2009．https://www.jstage.jst.go.jp/article/photographingjsrt/52/0/52_KJ00005487370/_pdf/-char/ja

③村中博幸，中村 修，笛吹修治，他：MRI検査時におけるインプラントの生体への影響－金属球用いた基礎的実験－．日本放射線技術学会誌，61（7），1014-1020，2005．https://www.jstage.jst.go.jp/article/jjrt/61/7/61_KJ00003326910/_pdf/-char/ja

④村中博幸，堀口隆良，上田善武：MRI検査における体内金属のRF発熱への対応．日磁医誌 30（2），49-62，2010．http://fms.kopas.co.jp/fmdb/JJMRM/30/2/49.pdf

⑤山﨑 勝，出田貴裕，工藤禎宏，他：人工股関節におけるMRI検査中のラジオ波照射による発熱問題に関する1.5Tと3T MR装置との比較評価．日本放射線技術学会誌，72（8），674-680，2016．https://www.jstage.jst.go.jp/article/jjrt/72/6/72_2016_JSRT_72.6.480/_pdf/-char/ja

⑥出田貴裕，山﨑 勝，工藤禎宏，他：1.5Tおよび3.0T-MRI検査における歯科用チタン（Ti）製インプラントのRF発熱に関する検討－人体等価ファントムを用いた温度測定－．日本放射線技術学会誌，69（5），521-528，2013．https://www.jstage.jst.go.jp/article/jjrt/69/5/69_2013_JSRT_69.5.521/_pdf/-char/ja

⑦小野 敦，荒尾信一，高田 悟，他：MRI用電磁波抑制シートを用いた導電性インプラントのRF発熱抑制効果．日磁医誌，39（2），55-59，2019．https://www.jstage.jst.go.jp/article/jjmrm/39/2/39_2018-1660/_pdf/-char/ja

⑧山田雅之，岡田建彦，桑山喜文，他：1.5T-MRI装置における歯科用磁性ステンレスキーパのRF発熱に関する検討．日放技学誌 56（11），1371-1375．2000．https://www.jstage.jst.go.jp/article/jjrt/56/11/56_KJ00001357365/_pdf/-char/ja

7．体内に植込まれた医療機器（IMD：Implantable Medical Device）の確認及び対応

※追加情報①～⑧の論文の2次元コードを以下に表示する．

追加情報①　　　追加情報②　　　追加情報③　　　追加情報④

追加情報⑤　　　追加情報⑥　　　追加情報⑦　　　追加情報⑧

【参考文献】

1．小林昌樹，小林正人，染野竜也，：MRI検査におけるインプラントと体内金属物質の情報集約．日放技学誌 2011, 67 (10), 1314-1319. https://www.jstage.jst.go.jp/article/jjrt/67/10/67_10_1314/_pdf/-char/ja

2．藤原康博，賀田智美，藤本真一，谷内田卓也，金本雅行，南部陽祐，關 巧一朗，小坂信之，木村浩彦，安達登志樹：MRI検査において体内に留置された金属の適合性に関するデータベース作成と問診の履歴管理システムの開発．日放技学誌 2014, 70 (12), 1413-1419. https://www.jstage.jst.go.jp/article/jjrt/70/12/70_2014_JSRT_70.12.1413/_pdf/-char/ja

3．宮地利明：基礎講座MRシリーズ　MRIの安全性．日放技学誌 2003, 59 (12), 1508-1516. https://www.jstage.jst.go.jp/article/jjrt/59/12/59_KJ00000921680/_pdf/-char/ja

4．畑雄一：MRIの安全性－体内埋め込み装置あるいは金属について－．日磁気医誌, 29, 303-309, 1999. http://fms.kopas.co.jp/fmdb/JJMRM/19/5/303.pdf

5．山本徹：MRIにおける金属材料の課題と期待．日本金属学会会報. 2010, 49 (4), 157-160. https://www.jstage.jst.go.jp/article/materia/49/4/49_157/_pdf/-char/ja

6．土橋俊男：MRI検査における体内インプラントへの対応．日磁気医誌, 39, 117-125, 2019. https://www.jstage.jst.go.jp/article/jjmrm/39/4/39_2019-1683/_pdf/-char/ja

7．天内廣：産学共同事業「MR装置とコンタクトレンズとの総合作用に関する実地検証」報告．日放技学誌, 63 (4), 390-393. 2007. https://www.jstage.jst.go.jp/article/jjrt/63/4/63_4_390/_pdf/-char/ja

※J-STAGEの購読者番号とパスワードの入力が求められる．日本放射線技術学会の会員であれば「RacNe」にログインして購読者番号とパスワードが確認できる．

8．入江亮介，石田雅彦，大谷津　崇，他．：MRI検査におけるカラーコンタクトレンズの研究－画像評価と温度変化について－．日放技学東京部会誌, 107, 73-78, 2008.

9．MRI安全性の考え方第3版：日本磁気共鳴医学会　安全性委員会監修. 11-2体内に医療機器，装置を留置した被検者の取り扱い（1）強磁性体の影響と安全な検査, 269-280, 2021.

10. 田中貴信：続・磁性アタッチメント（108問，108回答）．医歯薬出版，2-28，1996.

11. 田中貴信，坂東永一，長町直樹，他．サンドイッチ型磁性アタッチメント「マグフィット600」の臨床試験結果の検討．日補綴歯会誌 36，471-480，1992．https://www.jstage.jst.go.jp/article/jjps1957/36/3/36_3_471/_pdf

12. 土橋俊男，藤田　功，槇　利夫・他：歯科用磁性アタッチメントのMR画像への影響．日放技学誌 54，517-520，1998．https://www.jstage.jst.go.jp/article/jjrt/54/4/54_KJ00001351985/_pdf/-char/ja

13. N Hayashi, A Ogura, T Tsuchihashi, etc.：Magnetization and demagnetization of magnetic dental attachments in a 3-T MRI system．Radiological Physics and Technology，10，294-300，2017.

14. 土橋俊男，中田　稔，藤田　功，他：歯科用金属材料のMR画像への影響．日放技学誌，54(11)，1309-1315，1998．https://www.jstage.jst.go.jp/article/jjrt/54/11/54_KJ00001352396/_pdf/-char/ja

15. 細井紀雄，倉林　亭，土田富士夫・他．磁性アタッチメントとMRI：歯科用磁性アタッチメント装着者のMRI安全基準マニュアル．日本磁気歯科学会誌，21（19）：92-99．2012．http://jsmad.jp/jjsmad/MRI-safety-GL-2022.pdf

16. 土橋俊男：条件付きMRI対応人工聴覚器（人工内耳，人工中耳，骨導インプラント）装用者への検査対応と今後の課題．INNERVISION，38（6），47-50，2023．https://www.innervision.co.jp/ressources/pdf/innervision2023/iv202306_047.pdf

17. 宮野由利絵：今求められるMRIのリスクマネジメント（日常診療に潜むリスクとその対応）．INNERVISION36.(6),28-30,2023.https://www.innervision.co.jp/ressources/pdf/innervision2023/iv202306_028.pdf

18. 川光秀昭，土橋俊男，宮地利明，他：3T-MR装置の安全性．日放技学誌，64(12)，1575-1599．2008．https://www.jstage.jst.go.jp/article/jjrt/64/12/64_12_1575/_pdf/-char/ja

19. 植込み型医療機器等のMR安全性にかかる対応について．薬生機審発0801第1号，薬生安発0801第4号，令和元年6月1日．https://www.japal.org/wp-content/uploads/2021/08/20190801_msk0801-1.pdf

20. 鮎澤　聡，松村　明：ニューロモデュレーションの現状と展望．脳外誌，26（12），864-872，2017．https://www.jstage.jst.go.jp/article/jcns/26/12/26_864/_pdf/-char/ja

8．被検者の装着品，化粧品，経皮吸収貼付剤などの注意

患者が身につけている物や化粧品，経皮吸収貼付剤にも注意が必要な場合がある．

8-1．患者の装着品

　患者の持ち物に関しては，予約表など患者に渡す書面に記載し注意喚起することが多いと思われる．さらに，MRI 検査当日に MRI 検査担当者による確認を得て MRI 検査が実施される．このように確認しても，腕時計を装着したままで MRI 検査を受けたり，財布やスマートフォンをポケットに入れたまま MRI 検査を受けたりしてしまうことがある．これらの防止策として，頭部検査でも必ず検査衣に着替えさすことも一つの方法である．患者に説明する際には，「MRI 室に持ち込まないでください」，「このロッカーに入れて下さい」，「身につけている物はすべて外して更衣室に置いてください」などと説明するのではなく，MRI 室に持ち込んだ場合に「壊れる」，「使用できなくなる」，「やけどの危険性がある」など，実際に発生するリスクを分かりやすく，説明することが重要と考える．

　入れ歯や使い捨てカイロは，本人も使用していることを忘れる場合もあるので，注意が必要である．カイロに傷がある場合，吸引力により中の酸化鉄がガントリー内に飛び出す可能性もある．この場合，磁場を一度落として掃除することになり，膨大な費用と時間がかかることになる．同様に，パワーアンクルなどにも注意が必要である．MRI 検査を受ける患者だけでなく，MRI 室に入室する医療従事者にも同様に注意が必要である．

> 【追加情報】
> 　使い捨てカイロの中には，鉄粉・水・活性炭・木粉・塩類などが入っている．メインの成分は，錆びる（酸化する）ことで熱を発生する鉄粉である．他の成分は酸化をサポートするもので，適切な温度や持続時間が得られるように工夫して配合されている（KINCHO の Web サイトから引用）．主成分である鉄粉は，MRI 装置の磁場により強く吸引される．金属 artifact の原因にもなるが，袋が破れていた場合などは，ガントリー内に鉄粉が飛び散り MRI 装置が使用できなくなる可能性もある．
> 　使い捨てカイロに使用されている鉄粉の吸着実験をした動画が，「安全な MRI 検査を考える会」の MR 安全 Web 内の WebTV に掲載されている．会員登録することにより無償で閲覧可能となっている（MRI 安全通信　Episode.3 の 00：00 〜 01：54 / https://mri-anzen.or.jp/webtv/webtv_comm/episode3/ ）．

鉄粉吸着動画

　医療従事者がパワーアンクルを使用して吸着事故になった事例と患者が外し忘れてガントリー内で強く吸引された事例を示す．

【事例1】
　夜勤担当技師が両足首にパワーアンクルを装着した状態で勤務を行なっていた時に発生した事例である．救急外来より緊急のMRI検査の依頼があり，検査の準備を行うことになったため，一人でMRI室に入室する．この時に，足首にパワーアンクルを装着していたことを忘れ，そのままMRI室に入室してしまった．ガントリーに近づいた瞬間，強く吸引され両足がMRI装置に吸着して全く動けなくなる．夜勤帯であったため，MRI室付近に医療従事者はいなかった．救急外来の看護師が，担当技師からの「準備ができた」との連絡がないので不審に思い，MRI室に確認に来た際に，担当技師がガントリーに吸着している状況を確認している．応援の技師を数名呼び，ズボンを切るなどして救出した．パワーアンクルは装置に張り付いたままだったので，メーカの担当者を呼んで，慎重に撤去作業を行った[1]．
　本事例は，看護師がMRI室に行かなければ，MRI装置に張り付いたままの状態が長時間続いたことになる．

【事例2】
　パワーアンクルを付けた状態で勤務していた看護師が，そのままMRI室に入室し，吸着した事例である．緊急検査で，担当技師と看護師の2名でMRI専用のストレッチャーから装置の寝台に患者を移動することになる．看護師の持ち物は全て確認してから入室したが，パワーアンクルまではチェックできなかった（ズボンを着用していたため，外からはわからなかった）ようである．看護師本人もパワーアンクルをつけていることを忘れて入室している．看護師が装置に近づいた瞬間に吸引され，事例1と同様に両足が装置に吸着し全く動けなくなった．数名で救助を試みたが全く動かなかったためメーカに連絡したが，看護師の足の感覚がなくなってきたので，メーカの担当者が到着する前に担当技師がクエンチボタンを押し，消磁して救助した．救助までの間に，片方のパワーアンクルを自力で外したが，装置に強く吸引されガントリーに吸着した．その衝撃でパワーアンクルのカバーが破れ，中に入っていた鉄の球がMRI装置内に飛び散ってしまったようである[1]．
　本事例は，磁場を落として救助するなど，大きな事故になっている．さらに，高額な復旧費用がかっている（使用者の過失による今回のような事故は，保守契約を結んでいても請求される）．
　最近の健康志向で，パワーアンクルを装着した状態で勤務している職員が少なからずいるものと思われる．パワーアンクル内には，強磁性体の金属球や棒状の金属が入っている場合がほとんどであり，MRI検査では非常に危険な状態になることを周知し，MRI担当者及び夜勤担当者は十分注意する必要がある．

【追加情報】
　事例2に関しては，事故の状況をアニメーションで再現した動画が，「安全なMRI検査を考える会」のMR安全Web内のWebTVに掲載されている．会員登録（無料）することにより無償で閲覧可能となっている（MRI安全教育講座　第1回の02：05〜03：52 / https://mri-anzen.or.jp/webtv/webtv_edu/the1st/ ）．

事例2動画

8．被検者の装着品，化粧品，経皮吸収貼付剤などの注意

【事例3】
　頭部のMRI検査だったため検査衣を使用せず，腕時計や金属類の持ち込みができないことを説明してMRI検査を実施した．患者からは，パワーアンクルを使用していることに関する申し出はなかった．MRI検査を実施するため，ガントリー内に上半身が入ったあたりで強い力で足が吸引されガントリーに吸着する．患者が大声を発したため電動で寝台を出そうとしたが動かず，寝台をフリーにして担当者2名が手動で寝台を引き出し救出した．幸い，患者にはけがはなかったが，一歩間違えれば骨折などが発生した可能性がある．

　患者の装着品や装飾品の持ち込み防止に関しては，患者に渡す予約表上への記載や検査当日の問診票での確認などが徹底されていると思われるが，「一般社団法人・安全なMRIを考える会」が作成した，MRI検査説明用の短時間の動画を検査前に視聴してもらうのも効果的と考える．動画での説明は，注意喚起に効果があると思われる．安全なMRIを考える会では，MRI検査説明用のシートにこの動画の2次元コードを貼り付け，動画によりMRI検査がどのような検査か，MRI検査を受ける前の準備や注意事項の説明，MRI検査のバーチャル体験ができるようサンプル動画を提供している（https://growlab.co.jp/mriinformed/）．さらに，MRI検査の順番になりMRI室に入室する直前に，金属探知機を用いて確認し，患者が忘れることが多いものについて，画像を見ながらMRI検査担当者と身に着けていないかの最終確認を行うことは，事故防止に非常に有用である．

サンプル動画

　JIRAが公開している吸着事故件数の年別推移を見ても（https://www.jira-net.or.jp/publishing/mr_checklist.html#graph%EF%BC%89），「パワーアンクル等」に分類されている物品の吸着事故が毎年発生している．実際に入室直前の確認用として使用している資料を第3章の図3（3頁）に示した．資料に示されている物品に関して，MRI室の扉の前でMRI担当者が画像を指さしながら身に着けていないことを患者に最終確認してから入室させている．

JIRAデータ

👉 【追加情報】
　土井らのアンケート調査では[2]，医療従事者が身につけていた物ではボールペン，ヘアピン，クリップ，ハサミなど，患者が身につけていた物ではヘアピン，鍵，ライター，髪留め，使い捨てカイロなどの吸着事例が多かった（**図2**）．MRI室への入室に際しては，これらのチェックを厳重に行う必要がある．

参考文献2

👉 【追加情報】
　日本磁気共鳴専門技術者認定機構の動画で学ぶMRIの医療安全の中に，医療安全セミナーの動画（体外装着品への対応：https://di-lab.jp/JMRTS/ ）が掲載されている．

認定機構動画

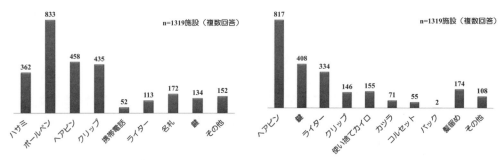

図2　医療スタッフと患者が吸引させた軽微な所持品

医療従事者が身につけていた物ではボールペン，ヘアピン，クリップ，ハサミなど（A），患者が身につけていた物ではヘアピン，鍵，ライター，髪留め，使い捨てカイロなど（B）の吸着事例が多かった．これらのチェックを厳重に行う必要がある．

※参考文献2（日本放射線技術学会誌 67（8），2011．）から引用．

8-2．化粧品

参考文献3

化粧品に関しては，酸化鉄などの金属が含まれている製品が少なくない．これらは，画像上の金属 artifact や吸引・発熱の原因となる．化粧品は，スキンケア化粧品，メイクアップ化粧品，ボディ化粧品，毛髪化粧品，芳香化粧品に分類され，MRI検査で問題になるのは，主にメイクアップ化粧品と毛髪化粧品と言われている[3]．磁石を使用して付ける磁石つけまつげのように，MRI検査時に確実に外す必要がある物や，MRI検査に影響がないものなど，さまざま製品が存在している．メイクアップ化粧品は，安全性及び画質への影響からMRI検査当日は使用しないようにしてもらうことが理想的であるが，患者の同意が得られない場合もある．化粧

参考文献4

を落としたくないという患者心情，落としてもらった化粧をMRI検査後に整えるパウダールームがないという施設側の環境条件が相俟って，取扱いが非常に難しい[4]．**文献3**には，参考になるこれらの対応策の例が記載されている．

☞【追加情報】

2次元コードA

文献3と4以外の化粧品などに関する参考文献を下記に示す．参考にしていただきたい．

・大貫奈穂美，中村義昭，寺島潔，他：市販タトゥーシールに含有される色素及び金属について．東京健康安全研究センター年報，57，137-143，2006．https://www.tmiph.metro.tokyo.lg.jp/files/archive/issue/kenkyunenpo/nenpou57/57-19.pdf ：2次元コードA

2次元コードB

・森下雄太，宮地利明，上田丞政，他：MRIマグネットが刺青シールおよびアイメイクに及ぼす力学的作用の検討．日放技学誌，64（5），587-590，2007．https://www.jstage.jst.go.jp/article/jjrt/64/5/64_5_587/_pdf/-char/ja ：2次元コードB

2次元コードC

・星 由紀子：白髪染めおよび白髪隠しファンデーションがMR画像に及ぼす影響．公益社団法人日本放射線技術学会東北支部．https://jsrt-tohoku.jp/cms/wp-content/uploads/2019/02/222852bf99c4140e7d309aa235c1cf78.pdf ：2次元コードC

8．被検者の装着品，化粧品，経皮吸収貼付剤などの注意

【追加情報】
　つけまつげ，ネイルアート，酸化鉄入り化粧品などの発熱実験の動画が，「安全なMRI検査を考える会」のMR安全Web内のWebTVに掲載されている．会員登録することにより無償で閲覧可能となっている．
MRI安全通信　Episode.2　https://mri-anzen.or.jp/webtv/webtv_comm/episode2/ ：発熱実験動画

発熱実験動画

【追加情報】
　増毛パウダー，白髪染めのMR画像への影響と発熱の実験の動画が，「安全なMRI検査を考える会」のMR安全Web内のWebTVに掲載されている．会員登録することにより無償で閲覧可能となっている．
MRI安全通信　Episode.1　https://mri-anzen.or.jp/webtv/webtv_comm/episode1/ ：発熱実験動画2

発熱実験動画2

【追加情報】
　日本磁気共鳴専門技術者認定機構の「動画で学ぶMRIの医療安全」の中に，医療安全セミナーの動画（化粧に関しての対応と考え方：https://di-lab.jp/JMRTS/ ）が掲載されている．

設定機構動画

8-3．経皮吸収貼付剤

　平成17年（2005年）に，一部の経皮吸収貼付剤を貼付したままMRI検査を実施した場合に，患者に火傷を引き起こす可能性があるとの注意文書が，厚生労働省医薬食品局安全対策課長及び審査管理課医療機器審査管理室長より発出された（磁気共鳴画像診断装置に係る使用上の注意の改定指示等について）[5]．貼付剤の外層等に支持体としてアルミニウムが使用されている貼付剤（商品名：ニコチネルTTS及びニトロダームTTS，製造販売業者はいずれもノバルティスファーマ（株））において，使用されている金属であるアルミニウムに導電性があり，MRIの高周波磁場により，当該貼付剤が過度の局所高周波加熱を引き起こし，火傷の原因になるとの内容であった．2009年に米国食品医薬品局（FDA）は，アルミニウムなど金属製支持体を含む経皮吸収貼付剤を使用する患者はMRI検査前に同貼付剤を取り外すよう公衆衛生勧告を発表した．

参考文献5

　これらの通知や勧告により，経皮吸収貼付剤の支持体にアルミニウムやその他の金属が含有されている物はMRI検査前に取り外すようになっているが，検査現場では，適切な対処法が確立されていなかった．このような中で，吉田ら[6]は添付文書に「MRIに対する警告・注意」の記載がある製剤群，添付文書にMRI検査に対する注意等の記載がないものの「金属成分」を含有する製剤群，添付文書に「MRIに対する警告・注意」，「金属成分」の記載がない製剤群に分類し，貼付剤の体系的分類及びMRI検査時の適切な対処法について報告を行っている．検査現場での適切な対応に役立つ情報である．

参考文献6

【追加情報】
　日本磁気共鳴専門技術者認定機構の動画で学ぶMRIの医療安全の中に，医療安全セミナーの動画（貼付剤の対応と注意点：https://di-lab.jp/JMRTS/）が掲載されている．

【参考文献】
1．土橋俊男：MRI検査の安全管理最新事情．映像情報 Medical 44 増刊号，78-85，2012．
2．土井司，他：MR装置の安全管理に関する実態調査の報告：思った以上に事故は起こっている．日放線技会誌 67（8），895-904，2011．https://www.jstage.jst.go.jp/article/jjrt/67/8/67_8_895/_pdf/-char/ja
3．星由紀子：MRI検査時に化粧品によって引き起こす問題と諸注意．INNERVISION, 38(6), 31-33, 2023. https://www.innervision.co.jp/ressources/pdf/innervision2023/iv202306_031.pdf
4．土井司：MRIにおける患者サービスと安全確保の境界〜歯科インプラント，タトゥー，化粧品などへの対応〜．日磁医誌，40（2），72-81，2020．https://www.jstage.jst.go.jp/article/jjmrm/40/2/40_2020-1707/_pdf/-char/ja
5．磁気共鳴画像診断装置に係る使用上の注意の改定指示等について：薬食安発第0822001号，薬食機発第0822001号，H17年8月22日．https://www.mhlw.go.jp/shingi/2006/01/dl/s0112-5d.pdf
6．吉田礼，引地健生：MRI検査を安全に行うための貼付剤の体系的分類及び検査時の適切な対処法について．日磁医誌，37（2），50-61，2017．http://fms.kopas.co.jp/fmdb/JJMRM/37/2/50.pdf

【追加情報】
　化粧品に対する対応と貼付剤に対する対応については，高原太郎監修の「MRI応用自在第4版」の「Xハード・安全」の項目にも記載がある．
・星　由紀子：Xハード・安全など「③化粧の対応」．MRI応用自在第4版，253-254，2021．
・吉田　礼：Xハード・安全など「④貼付剤の対応」．MRI応用自在第4版，255-257，2021．

8．被検者の装着品，化粧品，経皮吸収貼付剤などの注意

【追加情報】
過去に発出されたマスク，サーモクラフトの注意情報
JIRA：マスク
https://www.jira-net.or.jp/anzenkanri/02_seizouhanbaigo/file/2020_1224_FDA_mri_mask.pdf
JIRA：サーモクラフト
https://www.jira-net.or.jp/anzenkanri/02_seizouhanbaigo/file/20100201_MR_anzen.pdf
日本放射線技術学会
https://www.jsrt.or.jp/data/news/3760/

JIRA マスク

JIRA サーモ

日放技サーモ

【追加情報】8～10章に関係するその他の資料

①大滝正子：臨床MRIの安全性を知る．日本放射線技術学会雑誌，78（6），646-651，2022．https://www.jstage.jst.go.jp/article/jjrt/78/6/78_2022-2042/_pdf

②村中博幸，坂野康昌，中村修：MRI検査のリスクと安全性．医療保健学研究（5），1-13，2014．https://core.ac.uk/download/pdf/229214785.pdf

③引地健生：MRI検査における安全管理－事故事例の検討－．日本職業・災害医学会JJOMT，52（5），257-264，2004．http://www.jsomt.jp/journal/pdf/052050257.pdf

④川光秀昭，土橋俊男，宮地利明，他：3T-MRIの安全性．日本放射線技術学会誌，64（12），1575-1599，2008．https://www.jstage.jst.go.jp/article/jjrt/64/12/64_12_1575/_pdf

⑤宮地利明：MRIの安全性．日本放射線技術学会誌，59（12），1508-1516，2003．https://www.jstage.jst.go.jp/article/jjrt/59/12/59_KJ00000921680/_pdf/-char/ja

⑥伊藤良剛，森章浩，横山栄作，他：MRI室における金属類の吸着・持ち込み事故防止対策．日農医誌，67（5），620-623，2019．https://www.jstage.jst.go.jp/article/jjrm/67/5/67_620/_pdf

⑦石川雅彦，斉藤奈緒美：MRI検査に関わるインシデント・アクシデント事例からみる再発防止策の策定に関する検討．総合健診，41（3），24(434)-28(438)，2014．https://www.jstage.jst.go.jp/article/jhep/41/3/41_434/_pdf/-char/ja

⑧2．個別のテーマの検討状況（MRI検査に関連した医療事故）．医療事故情報収集等事業 第30回報告書（2012年4月～6月）https://www.med-safe.jp/pdf/report_2012_2_T001.pdf

⑨MRI検査室への磁性体（金属製品など）の持ち込み．日本医療評価機構，医療安全情報No.10，第2報No.94．https://www.med-safe.jp/pdf/report_2021_2_R002.pdf

⑩村中博幸，堀口隆良，上田善武：MRI検査における体内金属への対応及び医療事故に

ついて．医療工学雑誌，第2号，31-40，2008．
（下記 URL もしくは2次元コードからダウンロード可能）
https://hirokoku-u.repo.nii.ac.jp/records/330

⑪石黒秋弘，小倉明夫，本郷隆治，他：MRI 装置における各社 specific absorption ratio 予測値の比較．日本放射線技術学会誌，56（5），731-736，2000．https://www.jstage.jst.go.jp/article/jjrt/56/5/56_KJ00001356926/_pdf/-char/ja

⑫大川竜也，林　則夫，加藤　裕，他：MRI 検査用金属探知機等の実臨床における検出能の評価．日本放射線技術学会誌，79（10），1168-1179，2023．https://www.jstage.jst.go.jp/article/jjrt/79/10/79_2023-1372/_pdf/-char/ja

⑬矢部 邦宏，高津 安男，荒木 隆博，他：磁気共鳴検査の発熱における情報管理方法の提案．日本放射線技術学会雑誌，75（11），1347-1354，2019．https://www.jstage.jst.go.jp/article/jjrt/75/11/75_2019_JSRT_75.11.1347/_pdf/-char/ja

⑭塩崎正宗，澤泉雅之，五味直哉：TE 挿入中の MRI 撮影の危険性について．Oncoplastic Breast Surgery，2（1），1-5，2017．https://www.jstage.jst.go.jp/article/jopbs/2/1/2_1/_pdf/-char/ja

⑮山谷裕哉，土井　司，上山　毅，他：MR 検査における大型強磁性体吸引事故の原因分析．日本放射線技術学会誌，69（1），99-108，2013．https://www.jstage.jst.go.jp/article/jjrt/69/1/69_2013_JSRT_69.1.99/_pdf/-char/ja

⑯上山 毅，山谷裕哉，土井 司，他：MR 検査の安全管理と MR 専門技術者の関連性．日本磁気共鳴医学会雑誌，32（4），122-131，2012．http://fms.kopas.co.jp/fmdb/JJMRM/32/4/122.pdf

●【追加情報】に掲載した論文①〜⑯の2次元コードを下記に表示する．
※「追加情報 ①」，「追加情報④」に関しては，論文の閲覧に J-STAGE の購読者番号とパスワードの入力が必要．

9．患者急変時，震災などの緊急時の対応

　患者の急変時には，高磁場環境であるMRI室での医療処置は必要最小限にし，MRI室から退出することを優先する必要がある．高磁場環境で使用できる血圧計や持ち込み可能なMRI室対応の救急カート，医療機器などもあるが，誤ってMRI対応ではない物品を持ち込む可能性もある．また，医療従事者が身に着けている物の確認なども必要であるため，MRI室外に退出して処置することを優先させて考えることが重要である．震災などの緊急事態発生時にも，患者に状況を説明しつつ，MRI室外で安全を確保する必要がある．

　これらの緊急時には，エマージェンシースイッチ（緊急停止スイッチ／非常停止スイッチ）を使用することになる（**図1**）．MRI装置には，このエマージェンシースイッチが他の医療機器より多いという特徴がある．MRI装置の非常時に使用する各種緊急ボタンは，MRI装置製造各社間の仕様や設置場所は異なるものの，基本的にはクエンチ（消磁）ボタン，緊急電源遮断ボタン・緊急撮影停止ボタン，強制排気用スイッチ，寝台ロック解除ボタンの4種類が存在する．

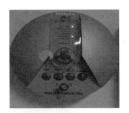
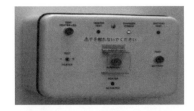
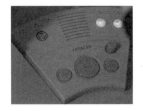
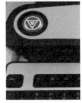
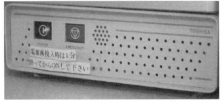

図1　エマージェンシースイッチ（緊急停止スイッチ／非常停止スイッチ）
各社で形状や設置位置が異なるが，基本的にはクエンチ（消磁）ボタン，緊急電源遮断ボタン・緊急撮影停止ボタン，強制排気用スイッチ，検査寝台ロック解除ボタンの4種類が存在する．
日本診療放射線技師会誌, 2016, vol.63, no.759, p. 15 の Fig.1 および Fig.2 から引用（一部改変）

　非常事態時での患者救助の際には，平時とは異なるミスを起こしやすい心理状態に置かれていると考えられる[1]．異なったメーカのMRI装置が複数台設置されている場合やMRI装置を更新した直後などは，メーカによる仕様の違いが非常事態に置かれたMRI担当者に混乱を引き起こす可能性がある．さらに，非常事態においては，通常MRI装置を専門に担当していない者が緊急ボタンの操作を行わなければならない状況が生じる可能性もある．

　非常時に行うべき患者救出に関係する緊急的な対応としては，MRI装置の添付文書や取扱説明書に記載されているように，非常用の各種緊急ボタンを的確に操作し，患者を安全に退避させる必要がある．しかしながら，現状では①各種緊急ボタンの仕様が統一されていない，

②MRI装置には他の医用機器に比べ非常用の緊急ボタンの種類が多い．③複数の離れた場所に配置されている．④MRI装置メーカにより形状や設置場所が全く異なる．これらの点から，逼迫した状況の中で確実な操作を行うためには，非常時に操作する各種緊急ボタンの位置やそのボタンを使用したときにMRI装置がどのような状態になるかを把握しておく必要がある．2020年に行った調査では，同じ緊急電源遮断ボタンであっても，患者が寝ている寝台がロックされるMRI装置と，逆にフリーになるMRI装置がある．緊急撮影停止ボタンに関しては，撮像だけが停止し，MRI装置への電源供給はそのままのMRI装置と，電源供給が停止するMRI装置がある．さらに，緊急電源遮断ボタンと同様に患者が寝ている寝台がロックされる装置と，逆にフリーになる装置がある[2]．表1から分かるように，A社では，緊急電源遮断ボタン，停電時及び緊急撮影停止ボタン使用時には，寝台はロックされる．B社は，緊急電源遮断ボタン使用時と停電時には寝台フリーになり，緊急撮影停止ボタンでロックされる．C社はA社と逆に，緊急電源遮断ボタン，停電時及び緊急撮影停止ボタン使用時には，寝台はフリーになる．また，C社のみクエンチボタン使用時に寝台がロックされる．D社はA社と同様であり，E社はC社と同じであるが，クエンチボタン使用時は寝台の状態に変化はない．各社で同じ名称の緊急ボタンであっても，使用した場合のMRI装置の状態が異なるため，緊急時には混乱する可能性がある．特に，緊急ボタンを使用して寝台がロックされた場合，ロックを解除するボタンの位置と操作方法がわからないと，患者の避難が遅れる可能性がある（**図2**）．緊急用ボタンの位置，その機能などをわかりやすく記載したマニュアルなどのMRI操作室への掲示や定期的な訓練が必要である．MRI検査担当者は，緊急ボタンの機能及び使用した場合に装置がどのような状態になるかを把握しておくことが重要である．

表1　各種緊急ボタンと寝台の関係

	緊急電源遮断ボタン	停電	緊急撮影停止ボタン	クエンチボタン
A社	ロック	ロック	ロック	変化なし
B社	フリー	フリー	ロック	変化なし
社	フリー	フリー	フリー	ロック
社	ロック	ロック	ロック	変化なし
社	フリー	フリー	フリー	変化なし

　同じ機能の緊急ボタンを使用しても，メーカにより寝台の状態が異なる．緊急時には混乱する可能性があるので，各種緊急ボタンと使用時の寝台の状態を把握しておく必要がある．緊急ボタンを使用して寝台がロックされた場合，ロックを解除するボタンの位置と操作方法がわからないと，患者の避難が遅れる可能性がある．※本データは，2020に確認した状態である．

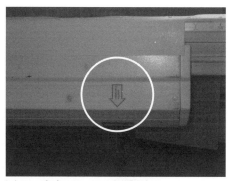 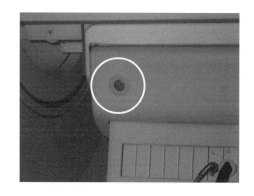

図2 寝台がロック解除ボタン
寝台がロックされた場合のロックを解除するボタン．緊急ボタンを使用して寝台がロックされた場合，ロックを解除するボタンの位置と操作方法がわからないと，患者の避難が遅れる可能性がある．※日本診療放射線技師会誌 2016, vol.63, no.759, p. 17 の Fig.3 から引用（一部改変）

【追加情報】
東日本大震災後の調査研究の成果物（論文）の一覧表を掲載．
表2に参考文献，資料を掲載

表2　震災関係資料

震災及び災害時における MR 検査室の安全に関する情報		
	災害時における MR 装置の安全管理に関する指針（MR 学会）	
	https://www.jsmrm.jp/uploads/files/guideline/saigai_MRI_guideline.pdf	
	MR 検査室の防災指針（MR 学会）	
	https://www.jsmrm.jp/uploads/files/guideline/bosai_MRIkensashitsu.pdf	
阪神淡路大震災		
	阪神・淡路大震災における低温・超伝導機器被災調査報告	
	https://da.lib.kobe-u.ac.jp/da/eqb/0100055468/	
東日本大震災：科研費事業取りまとめ		
	大震災における MRI 装置に起因する2次災害防止と被害最小化のための防災基準の策定	
	https://mhlw-grants.niph.go.jp/project/23217	
	https://mhlw-grants.niph.go.jp/project/21851	
東日本大震災：科研費事業取りまとめ関連論文		
	東日本大震災による MRI 装置 602 台の被害状況 日本磁気共鳴医学会雑誌 33 (2), 92-119, 2013. http://fms.kopas.co.jp/fmdb/JJMRM/33/2/92.pdf	
	東日本大震災の被災地宮城県における MR 装置被害の実態調査報告 日本放射線技術学会誌 70 (3), 235-241, 2014. https://www.jstage.jst.go.jp/article/jjrt/70/3/70_2014_JSRT_70.3.235/_pdf/-char/ja	
	MRI 装置の緊急停止システム用統一シールの提案 日本診療放射線技師会誌 63 (759), 14-19, 2016. http://www2.jart.jp/activity/ib0rgt00000031wk-att/2016_01paper.pdf	
	MR 検査時における発災時の患者救出について https://jsrt-tohoku.jp/cms/wp-content/uploads/2017/06/54b6277a53f23721ff640303b4a70eb2.pdf	
	MR 検査室における震災対策（防災対策と緊急処置のための2指針について） 日本磁気共鳴医学会雑誌 32 (2), 52-72, 20214. http://fms.kopas.co.jp/fmdb/JJMRM/34/2/52.pdf	
	高知県における MR 装置に関する防災対策の実情調査 日本磁気共鳴医学会雑誌 35 (2), 43-50, 2015. http://fms.kopas.co.jp/fmdb/JJMRM/35/3/62.pdf	
	東海・南海地区における MR 検査室の防災対策の現況調査 日本磁気共鳴医学会雑誌 35 (3), 62-75, 2015. http://fms.kopas.co.jp/fmdb/JJMRM/35/3/62.pdf	

震災時における MRI の機器管理	
インナービジョン , 30 (6), 36-39, 2015.	
https://www.innervision.co.jp/ressources/pdf/innervision2015/iv201506_036.pdf	
震災時の地域医療を支える MR 検査の安全確保	
日本磁気共鳴医学会雑誌 , 34 (1), 6-12, 2014.	
http://fms.kopas.co.jp/fmdb/JJMRM/34/1/6.pdf	
地震等の災害時に備える MRI の機器管理対策	
インナービジョン , 28 (9), 54-56, 2013.	
https://www.innervision.co.jp/ressources/pdf/innervision2013/iv201309_054.pdf	
東日本大震災における MR 装置被害の実態調査　－福島県調査報告－	
https://jsrt-tohoku.jp/cms/wp-content/uploads/2017/06/b48125057b010f7e31e91a7df6d83ae2.pdf	
東日本大震災におけるマグネット移動損傷について	
https://jsrt-tohoku.jp/cms/wp-content/uploads/2017/06/2dcc1f227c8c275e49e76f79973ac8e5.pdf	
東日本大震災により被災した MR 検査室を訪ねて　被災地から伝えたいこと（解説）	
映像情報 Medical, 46 (4), 350-355, 2014.	
社団法人日本画像医療システム工業会・安全性委員会緊急通報（MR 装置）	
http://www.jira-net.or.jp/archives/commission/houki_anzen/03_topics/file/20110318_kinkyu_MR.pdf	

【追加情報】地震, 火災, 停電時のアクションカード（例）

　地震, 火災, 停電などの緊急事態発生時の判断を導き, 行動を促すためのアクションカードを検査室に準備している施設もある. **図3**に, 地震発生時のアクションカードの例を示す.

アクションカード（地震）

MRI　担当技師

1) 発災！頭部を守り, 身の安全を確保
   - 検査・撮影を中断
   - 自身・患者の安全を確認
   - 患者を検査室外へ誘導（磁性体の持込みに注意！）
   - 検査室への入室を制限（クエンチ考慮）検査・撮影を中断

2) 揺れがおさまったら…
   - 周囲の安全を確認
   - 負傷者がいる場合は救護にあたる
   - 上司（管理職）に状況を報告

3) 点検と検査準備
   - 被害状況を確認する（15分程度で）
   - 重要情報記録表を作成して上司（管理職）へ提出
   - 復旧後の検査への対応準備の指示
     ➢ 装置・造影剤・検査用医薬品・衛生用品などの準備
   - 情報更新がある場合は上司（管理職）に伝える

4) 避難が必要な場合
   - 装置を定位置に戻す
   - 主電源スイッチを切る（停電後の復電時の過電流防止）
   - 上司（管理職）の指示に従う

図3　地震発生時のアクションカードの例

地震, 火災, 停電などの緊急事態発生時の判断を導き, 行動を促すためのアクションカードを検査室に準備している施設もある.

【追加情報】震災時のクエンチ

　東日本大震災後の調査結果から, 震災直後のクエンチの発生頻度は少なく[3], 多くの装置で静磁場は維持された状態であった. 架台の破損, マグネットの移動などの被害は多く発生していたが, 全体でも96％以上の装置で静磁場が維持された状態であった. 被災後にMRI装置の静磁場が維持されている場合, MRI検査担当者の避難後に, 救助などで医療関係者以外が非常に強い磁場が常時発生しているMRI室と知らずに入室すると非常に危険な状態になる. 警察, 消防等の救助者が, 誤って高磁場が発生しているMRI検査室に入室してしまうことも考えられる. このような事象を防止する観点から, **図4**に示したような注意書きの掲示と施錠を行った上で避難することが重要である.

9．患者急変時，震災などの緊急時の対応

【MRI装置設置室（MRI検査室）】

消防，警察，救助関係者の方々へ
この扉の先のMRI室は非常に強力な磁場が発生しています．

絶対に入室しないでください．

停電していても強力な磁場は発生したままです．また，ヘリウムガスが漏れている場合も有り，入室すると酸欠など危険な状況になる可能性もあります．
MRI検査室内に入室する必要がある場合は，必ず下記までご連絡願います．

連絡先：MRI担当者　〇〇係長　000-000-0000
　　　：MRI担当者　〇〇係長　000-000-0000
　　　：放射線科技師長　〇〇　000-000-0000　院内PHS：0000

図4　非常時の注意書きの掲示

震災などで検査担当者がMRI室から非難する場合，警察，消防等の救助者が，誤って高磁場が発生しているMRI検査室に入室してしまうことを防止する観点から，このような注意書きの掲示と施錠をして非難する必要がある．※インナービジョン28(9)，2013，56頁の図6から引用．

【追加情報】震災時の対応

　震災時のMRI装置の状況把握・安全管理については，日本磁気共鳴医学会から「災害時におけるMRI装置の安全管理に関する指針： https://www.jsmrm.jp/uploads/files/guideline/saigai_MRI_guideline.pdf」が発出されているので参考にして頂きたい．また，日本磁気共鳴医学会のホームページには，上記指針を含めた関連情報「震災および災害時におけるMRI検査室の安全に関する情報（ https://www.jsmrm.jp/modules/guideline/index.php?content_id=1）」が掲載されている．

MRI装置の安全管理に関する指針

震災および災害時におけるMRI検査室の安全に関する情報

【参考文献】

1．中井敏晴：厚生労働科学研究費補助金地域医療基盤開発推進研究事業「大震災におけるMRI装置に起因する2次災害防止と被害最小化のための防災基準の策定」平成25年度総括分担研究書．2014.3．
2．土橋俊男，松本浩史，桝田喜正，他：MRI装置の緊急停止システム用統一シールの提案．日本診療放射線技師会雑誌．63（759），14-19，2016．
3．中井敏晴，山口さち子，土橋俊男，他：東日本大震災によるMR装置602台の被害状況報告．日本磁気共鳴医学会雑誌 33（2），92-119，2013．

※参考文献1～3のURL及び2次元コードは，**表2**に記載．

10. クエンチ発生時の安全対策

　MRI装置は，高磁場を発生させるためにマグネット内部にある超電導コイルをマイナス273℃の超電導状態に維持するための冷却用として液体ヘリウムが充填されている．偶発的な電気的不具合によって液体ヘリウムが気化しヘリウムガスとなって外部放出される現象が「クエンチ現象」である．「クエンチ現象」によって外部放出されるヘリウムガス自体は無害であるが，液体ヘリウムから気化する過程で超低温の状態があり体積が膨張するので（約700倍），ヘリウムガスを安全に屋外放出するための安全対策が講じられている[1,2]．

2次元コード1

　超電導マグネットを用いたMRI装置では，クエンチが発生する可能性がある．一部ではあるが，液体ヘリウムがマグネット内に密閉され，クエンチ発生時にヘリウムガスが外部に排出されることがないMRI装置（https://www.philips.co.jp/healthcare/resources/landing/the-next-mr-wave/sealed-mr-technology：2次元コード1）や，液体ヘリウムを全く使用しない装置（https://www.fujifilm.com/jp/ja/healthcare/mri-and-ct/1_5t-superconductive-magnet-mri-system/echelon-smart-zerohelium：2次元コード2）も存在する．このようなMRI装置では，検査室内にヘリウムガスが充満することはなく，ヘリウム外部排出管（クエンチパイプ）の設置も必要ない．しかしながら，多くの超電導タイプのMRI装置では，クエンチ時に大量のヘリウムガスが発生し，MRI室に充満する可能性がある．そのために，ヘリウムガスを外部に排出するため，MRI室から外部に通じるクエンチパイプの設置が必須である．このため，クエンチ発生時の安全対策が必要である．MRI装置の添付文書にも，「クエンチ時の緊急手順を取り決めておくこと」との記載や，「クエンチ発生時にはすべての扉や窓を開け，被検者及び全員が素早く検査室，操作室から脱出すること．その後，当社サービス担当者に連絡すること」などと，具体的な行動を記載している物もある．

2次元コード2

　ヘリウムガス自体は無害であるが，検査室内に冷却剤の蒸気が噴出した場合，窒息や凍傷，パニックによる怪我などの原因になる場合がある．このため，患者を安全な場所に避難させる方法や，連絡先などを記載した手順書の準備は必須である．誰がMRI検査をしていても適切な対応が取れるように，見やすい場所に掲示するなどの方策も必要である．クエンチ発生時の手順書の例を図1に示す．

　クエンチが発生した場合，ヘリウムガス排気管を通って排気口からヘリウムガスが放出される．屋外放出の様子は，火事で発生する白煙のように見えることがあるため，火事と誤認されることがある．ヘリウムガス自体は透明であり，火災の煙のように見える白い濃霧は，ヘリウムガスによって冷却された空気中の水分である[1]．実際に，クエンチ発生により外部に放出されたヘリウムガス（白煙）を近隣住民や通行人が見て消防署に連絡し，消防車などの緊急車両が数台駆けつけた事例もある．このため，**図1**のクエンチ対応マニュアルの下段に示したように院内の防災センターや管轄の消防署への連絡も忘れずに行う必要がある．

2次元コード3

　MRI装置の更新時に強制的に行ったクエンチの動画を2次元コード3に示す．白煙がヘリウムガス排出口から勢いよく噴き出している様子がわかる．火災と勘違いされる可能性は十分あると考える．

MRI 検査中に，自然にクエンチが発生することは非常に少ないと思われるが，発生する可能性はある．そのため，MRI 検査の安全管理の定期的な教育訓練に含めておくことも重要となる．

【参考文献】
1．笹嶋一大：MR 装置のクエンチ設備．医機学，88，(5)，560-567，2018．https://www.jstage.jst.go.jp/article/jjmi/88/5/88_560/_pdf/-char/en
2．MRI の Q&A 及び磁気共鳴画像診断装置施設の安全基準クエンチ設備付属書：(一社) 日本画像医療システム工業会規格．JESAR TR – 0043 – 2018，2018．https://www.jira-net.or.jp/publishing/files/jesra/JESRA_TR-0043_2018.pdf

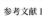
参考文献 1

参考文献 2

図 1　MRI クエンチ発生時の対応マニュアル
クエンチが発生した時の対応手順をわかりやすく記載し，見やすいところに記事しておくことが重要である．また，マニュアルに沿って定期的な訓練も重要である．

11. 添付文書

　添付文書（package insert）とは，医薬品や医療機器に添付されている，使用上の注意や用法・用量，服用した際の効能，副作用などを記載した書面である．医師をはじめとした医療従事者を含む，製品の使用者を対象に作成される．患者の安全のため，医薬品や医療機器を正しく適切に使用する際の基本となる重要な公的文書である．添付文書の作成と添付が義務付けられている製品は，医薬品と医療機器である．化粧品と医薬部外品にも添付文書は存在するが，これら2つの製品に関しては作成と添付が義務付けられてはいない．

　日本の添付文書は，薬機法（医薬品，医療機器等の品質，有効性及び安全性の確保等に関する法律）に基づいて作成される公文書である．また同法によって，添付文書は電子化され公開されなければならないことが定められている．添付文書の枚数の上限は基本的には4枚（両面8頁）であるが，それ以上の場合もある．日本の最高裁判決は，医師が添付文書の注意に合理的な理由なく従わず発生した事故について，過失を推定している．このように，医療行為を行う上での重要な公的文書といえる．

11-1. 医療機器の添付文書

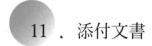

　医療機器の添付文書に関しては，平成26年（2014年）10月2日に厚生労働省より「医療機器の添付文書の記載要領の改正について：薬食発1002第8号」が発出されている[1]．その後，令和2年（2020年）8月31日に最終改正として「医療機器の添付文書の記載要領（細則）について」が発出された[2]．これらの通知で，「1 添付文書の記載の原則」，「2 記載項目及び記載順序」，「3 記載要領」が定められている．

　添付文書の記載項目として，17項目が定められている．これらの順番で基本的には4枚（両面8頁）以内で記載される．その記載内容は3の記載要綱で細かく定められている（**表1**）．

参考文献1

参考文献2

表1　添付文書の記載項目及び記載順序

(1)	作成または改訂年月	(10)	使用上の注意
(2)	承認番号等	(11)	臨床成績
(3)	類別及び一般的名称	(12)	保管方法及び有効期間等
(4)	販売名	(13)	保管方法及び有効期間等
(5)	警告	(14)	保守・点検に係る事項
(6)	禁忌・禁止	(15)	承認条件
(7)	形状・構造及び原理等	(16)	主要文献及び文献請求先
(8)	使用目的または効果	(17)	製造販売業者及び製造業者の氏名または名称等
(9)	使用方法等		

参考文献3

11-2. MRI装置の添付文書

　医療機器の使用にあたっては，医療機器の製造販売会社が指定する使用方法を遵守して安全に使用しなければならない．そのため，MRI装置の添付文書は，必要な時に確認できるように適切に管理しなければならい．

　平成25年（2013年）5月20日付で発出された「核磁気共鳴画像診断装置に係る使用上の注意の改訂：薬食安発0520第1号，薬食機発0520第4号」[3]において，MRI装置の添付文書の

記載内容が改訂された．改訂前は，磁性体金属や導電性金属を含んだ医療機器等を体内に植込みまたは留置された患者に対するMRI検査は，MRI装置の添付文書において，一律【禁忌・禁止】の項などで，「原則MRI検査を行わないこと」と記載されていた．しかしながら，平成24年（2012年）10月より本邦で販売が開始された条件付きMRI対応ペースメーカを植え込んだ患者のMRI検査が，一定の条件下で可能になった．また，条件付きMRI対応人工内耳，脳動脈瘤クリップやステントなどの添付文書上の【使用上の注意】の項などに，MRI検査時の撮像条件などを記載した上で，MRI検査が可能な旨の記載があり，MRI装置側の添付文書と齟齬が生じていた．これらの問題を解消するために，MRI装置を取扱う製造販売業者に対して，MRI装置の添付文書の【禁忌・禁止】の項に，**図1**に示した内容を追記する旨の通知が発出された．すべてのMRI装置の添付文書が改訂された．新旧の添付文書の【禁忌・禁止】の項を**図2**に示す．このように，条件付きでMRI装置に対する適合性が認められた医療機器に関しては，「禁忌・禁止」から除外された．ただし，MRI検査の実施に際しては，使用する

2013年5月20日発出

（1）体内に植込み又は留置する医療機器等に係る記載

金属を含む医療機器等が植込み又は留置された患者には、原則MR検査を実施しないこと。［植込み又は留置された医療機器等の体内での移動、故障、破損、動作不良、火傷等が起こるおそれがある。］

> ただし、条件付きでMR装置に対する適合性が認められた医療機器の場合を除く。検査に際しては、患者に植込み又は留置されている医療機器の添付文書等を参照のうえ、撮像条件等を必ず確認すること。

（2）MR検査室への持ち込みが想定される医療機器等に係る記載

金属を含む医療機器等をMR検査室に持ち込まないこと。［MR装置への吸着、故障、破損、火傷等が起こるおそれがある。］

> ただし、条件付きでMR装置に対する適合性が認められた医療機器の場合を除く。検査に際しては、使用する医療機器の添付文書等を参照のうえ、適合する磁場強度を必ず確認すること。

図1　MRI装置に係る使用上の注意の改訂
枠内の内容を追記する旨の通知が発出された．

改訂前

【禁忌・禁止】
- **導電性のある金属を含む貼付剤を使用したまま検査を行わないこと。**
  [加熱により貼付部位にやけどを引き起こす可能性があるため。]
- **金属（金属粉を含む）や心臓ペースメーカ、植込み型神経刺激装置、脳脊髄ドレーンチューブ等を装着又は体内に植込んだ被検者への検査を行わないこと。**
  [医療機器の破損・動作不良等が発生する恐れがある。]

改訂後

【禁忌・禁止】
〈使用方法〉
1）導電性のある金属を含む貼付剤を使用したまま検査を行わないこと。[加熱により貼付部位に火傷を引き起こす可能性があるため。]
2）金属や電気・電子部品を含む医療機器等が植込み又は留置された患者には、原則MR検査を実施しないこと。[植込み又は留置された医療機器等の体内での移動、故障、破損、動作不良、火傷等が起こるおそれがある。]　ただし、条件付きでMR装置に対する適合性が認められた医療機器の場合を除く。検査に際しては、患者に植込み又は留置されている医療機器の添付文書等を参照のうえ、撮像条件等を必ず遵守すること。
3）金属を含む医療機器等をMR検査室に持ち込まないこと。[MR装置への吸着、故障、破損、火傷等が起こるおそれがある。]ただし、条件付きでMR装置に対する適合性が認められた医療機器の場合を除く。検査に際しては、使用する医療機器の添付文書等を参照のうえ、適合する磁場強度を必ず確認すること。

図2　MRI装置の添付文書の変更
すべてのMRI装置の添付文書が改訂された．
新旧の添付文書の【禁忌・禁止】項目を示す．
（原文は枠のみ朱書）

医療機器の添付文書を参照し，適合する撮像条件や静磁場強度を必ず確認することが追記された．MRI検査を実施する側は，添付文書を確認しMRI検査が実施できる撮像条件や静磁場強度などを必ず確認しなければならない．

11-3．MRI装置の添付文書に基づいた安全管理

A社の装置の添付文書に沿って，MRI検査の安全管理に係る記載を見ていく（他社の装置に関しても内容に大きな差はない）．添付文書の記載項目として，前述の通り表1の17項目が定められている．この17項目の中で，(1)～(4)と，MRI検査の安全管理に関係する記載がある(5)，(6)，(9)，(10)，(14)に関して記載する．

11-3-1．作成または改訂年月，承認番号等，類別，一般的名称，販売名，医療機器のクラス分類及び特定保守管理医療機器，設置管理医療機器

これらの項目は，1頁の上段に記載されている．設置したMRI装置の基本的な情報が掲載されている（図3）．

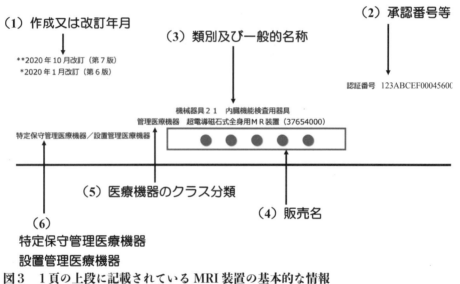

図3　1頁の上段に記載されているMRI装置の基本的な情報

11-3-2．警告

同様に1頁に朱書で記載されている．基本的な文言は，全社で同様であり高周波ループと火傷に関する注意事項となっている（図4）．

【警告】
高周波ループが形成されないよう、常に注意すること。詳細については、【使用上の注意】重要な基本的注意及び取扱説明書 2B900-769JA 又は、2B900-914JA 又は、2B901-531JA「第8章」を参照のこと。［高周波磁場が発生している区域内で被検者の体内に高周波ループが形成されると、接触している箇所に火傷を負うおそれがあるため。］

図4　1頁に記載されている警告事項（原文は朱書）

11. 添付文書

【追加情報】「薬機法」による「医療機器」の定義（薬機法第2条第4項）

「この法律で『医療機器』とは，人若しくは動物の疾病の診断，治療若しくは予防に使用されること，または人若しくは動物の身体の構造若しくは機能に影響を及ぼすことが目的とされている機械器具等（再生医療等製品を除く．）であって，政令で定めるものをいう．」となっている．

医療機器のクラス分類は，**表2**の様にクラス1から4に分類される．クラスに関係なく，保守点検，修理その他の管理に専門的な知識および技術を必要とする機器は「特定保守管理医療機器」に指定される．さらに，「特定保守管理医療機器」の中で，設置にあたって組立てが必要で保険衛生上の危害の発生を防止するため、組み立てに係る管理が必要で、かつ厚生労働大臣が指定する医療機器を「設置管理医療機器」という．

全ての医療機器は，「一般医療機器」，「管理医療機器」，「高度管理医療機器」の3つに分類されている．このクラス分類に関わらず，医療機器のうち，保守点検，修理その他の管理に専門的な知識及び技能を必要とし，その適正な管理が行われなければ疾病の診断，治療または予防に重大な影響を与えるおそれがあるものが特定保守管理医療機器として厚生労働大臣が指定している．放射線科関連では、X線撮影装置、ガンマカメラ、超音波画像診断装置、MR装置、CT装置，放射線治療装置など1000機器あまりが特定保守管理医療機器に指定されている．

医療機器のクラス分類については，以下の通知が発出されている．

1. 薬事法第二条第五項から第七項までの規定により厚生労働大臣が指定する高度管理医療機器、管理医療機器及び一般医療機器（告示）及び薬事法第二条第八項の規定により厚生労働大臣が指定する特定保守管理医療機器（告示）の施行について：薬食発第0720022号，平成16年7月20日．
https://www.pref.fukuoka.lg.jp/uploaded/attachment/33457.pdf

薬食発第0720022

2. 高度管理医療機器、管理医療機器及び一般医療機器に係わるクラス分類ルールの改正について：薬食発0510第8号，平成25年5月10日．
https://www.pref.fukuoka.lg.jp/uploaded/attachment/33458.pdf

薬食発0510第8号

表2 医療機器のクラス分類

クラス	分類	リスク	例	特定保守管理医療機器
クラスⅠ	一般医療機器	不具合が生じた場合でも，人体へのリスクが極めて低いと考えられるもの	X線フィルム，レーザープリンター，聴診器など	保守点検、修理その他の管理に専門的な知識及び技能を必要とするもの ※1 特定保守管理医療機器
クラスⅡ	管理医療機器	不具合が生じた場合でも，人体へのリスクが比較的低いと考えられるもの	画像診断機器，造影剤注入装置，歯科用合金など	
クラスⅢ	高度管理医療機器	不具合が生じた場合，人体へのリスクが比較的高いと考えられるもの	放射線治療機器，血管用ステント，汎用輸液ポンプなど	
クラスⅣ	高度管理医療機器	患者への侵襲性が高く，不具合が生じた場合，生命の危険に直結する恐れのあるもの	ペースメーカ，冠動脈ステント，中心静脈カテーテルなど	

高リスク →

11-3-3. 禁忌・禁止

1頁目に赤枠内に記載されている．「核磁気共鳴画像診断装置に係る使用上の注意の改訂」により，**図5**のような記載内容になっている．

【禁忌・禁止】
(1) 導電性のある金属を含む貼付剤を使用したまま検査を行わないこと．〔加熱により貼付部位に火傷を引き起こす可能性があるため．〕
(2) 金属や電気・電子部品を含む医療機器等が植込み又は留置された患者には，原則 MR 検査を実施しないこと．〔植込み又は留置された医療機器等の体内での移動，故障，破損，動作不良，火傷等が起こるおそれがあるため．〕ただし，条件付きでＭＲ装置に対する適合性が認められた医療機器の場合を除く．検査に際しては，患者に植込み又は留置されている医療機器の添付文書等を参照のうえ，撮像条件等を必ず遵守すること．
(3) 金属を含む医療機器等を MR 検査室に持ち込まないこと．〔ＭＲ装置への吸着，故障，破損，火傷等が起こるおそれがある．〕ただし，条件付きでＭＲ装置に対する適合性が認められた医療機器の場合を除く．検査に際しては，使用する医療機器の添付文書等を参照のうえ，適合する磁場強度を必ず確認すること．

図5　1頁に記載されている禁忌，禁止事項（原文は枠のみ朱書）
「核磁気共鳴画像診断装置に係る使用上の注意の改訂」により，このような記載内容になっている．

11-3-4. 使用方法等

MRI 装置を安全に使用するための注意事項が記載されている．この項は，メーカにより記載方法が異なっているが，検査開始から終了までの流れが記載されている．

11-3-5. 使用上の注意

使用上の注意の項には，「使用注意（次の患者には慎重に適応すること）」，「重要な基本的注意」，「妊婦，産婦，授乳婦及び小児等への適用」及び「その他の注意」として，細かく MRI 検査実施時の安全に係わる注意事項が記載されている．メーカにより項目数や内容が一部異なる点はあるものの，基本的な内容は同じである．
1) 使用注意（次の患者には慎重に適応すること）
鎮静剤を使用している患者，意識のない患者，心停止の可能性が通常より高い患者など，リスクが高い状態の患者の MRI 検査に関する注意事項が記載されている（**図6**）．
2) 重要な基本的注意
今回例にとった装置の添付文書には，20 項目の注意事項が記載されている．どれも MRI 検査を実施する際の基本的な注意事項である．これを知らずに検査をすることはないと思われるが，MRI 担当者は一通り確認しておく必要がある（**図7〜17**．**図15 は7頁**）．

1) 鎮静剤を服用している患者、意識のない患者、または麻痺などにより身体の一部の感覚がない患者。[患者が、気が付かないもしくは意思を伝達できず、重篤な火傷等の健康被害につながるおそれがあるため。]
2) 心停止の可能性が通常より高い患者
3) 緊急医療処置の必要性が通常よりも高い患者
4) 発作あるいは閉所恐怖症反応の可能性がある患者[発作やパニックによって患者本人が負傷するおそれがあるため。]
5) 代償障害性心臓病患者、発熱性患者、発汗障害性患者[RFエネルギーの影響により体温が上昇しやすくなり、重篤な健康被害につながるおそれがあるため。]

図6　使用上の注意の項に記載されている使用注意
鎮静剤を使用している患者，意識のない患者，心停止の可能性が通常より高い患者など，リスクが高い状態の患者の検査に関する注意事項が記載されている．

---

1) この装置は防爆型ではないので、装置の近くで可燃性及び爆発性の気体を使用しないこと。
2) MRI 検査を行う前に、一般社団法人日本画像医療システム工業会作成の「MR 室入室前のチェックリスト※」等の情報を参考に、MRI 検査室内および被検者に対し、金属を含む医療機器等の有無を確認すること。[【禁忌・禁止】の項を参照のこと。]

※一般社団法人日本画像医療システム工業会ホームページ
　（安全管理情報）
　http://www.jira-net.or.jp/anzenkanri/top/index.html

JIRA安全管理情報

チェックリスト

図7　使用上の注意の項に記載されている重要な基本的注意
JIRA の安全管理情報「法規・安全部会」と MRI 室入室前のチェックリストの 2 次元コードを示す．

---

3) 被検者にはあらかじめ検査の概要や磁場による影響などを説明し、被検者が操作者に異常を伝える手段を講じ、異常を感じたら緊急連絡手段（ペーシェントコール）等で、いつでも操作者に知らせるよう説明すること。

4) 検査中に被検者の容態に関する緊急事態が発生した場合は、アボートボタンにより撮像を停止させ、必要に応じ被検者を検査室外に運び出し必要な応急処置等を行うこと。

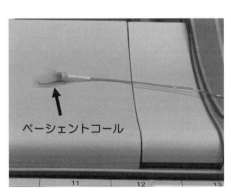
ペーシェントコール

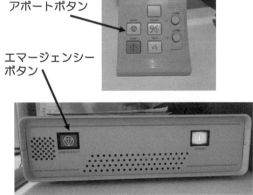
アボートボタン
エマージェンシーボタン

図8　使用上の注意の項に記載されている重要な基本的注意
被検者が検査担当者に異常を伝える手段（ペーシェントコール）および緊急事態が発生した時に使用するボタンに関する注意事項

5) 検査の際、（左右の大腿の内側、左右のふくらはぎ、両手、手および体幹部、左右の足首など）皮膚どうしや手足が身体の他の皮膚に接触すると高周波電流のループが発生し、火傷を生じる可能性があるので注意すること。
また、ガントリの内壁、RFコイルや心電図モニタ等のケーブル・コード類と皮膚が接触、あるいは近接していても火傷が生じる可能性があるので注意すること。
詳細については、取扱説明書 ████████████████ を参照のこと。

図9　使用上の注意の項に記載されている重要な基本的注意
火傷に関する注意事項

6) ケーブル類が、ループを形成したり、交差をしないようにポジショニングの際に注意すること。［ケーブルが過熱し、被検者の皮膚と接触すると火傷につながる可能性があるため。］

7) 被検者の体温上昇を防ぐため、検査室内の換気に注意し、適宜休憩をとるなど対策をとること。また、衣類が湿っている場合には、発熱や火傷のおそれがあるため、乾いた検査着等に着替えて検査を行うこと。

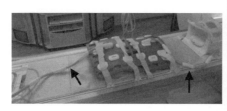 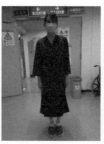 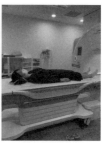

図10　使用上の注意の項に記載されている重要な基本的注意
火傷に関する注意事項（ポジショニングの注意および検査室の換気、検査衣に関する注意）

8) 被検者の体重は必ず正確な数値を入力すること。［入力数値が不適切な場合、スキャンが中止されたり、被検者に不適当な量のRFパルスが照射されるおそれがあるため。］

9) 検査にあたっては被検者に騒音がする旨を伝え、被検者および検査室内にいる介助者および操作者の聴力保護のため、必要に応じて耳栓やヘッドセットなどの聴力保護具を装着すること。

10) 特に麻酔下の被検者は高い音圧に対する許容度が通常よりも低い可能性があり音に対して敏感なので注意すること。

11) 妊婦、胎児、新生児、乳幼児、および高齢者の場合、不安が高まることにより、許容音量でも影響をおよぼす可能性があるので注意すること。

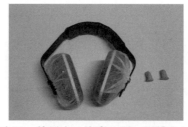 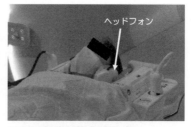

図11　使用上の注意の項に記載されている重要な基本的注意
正確な体重入力および聴力保護に関する注意事項

12) 被検者の寝台からの落下や体動によるアーチファクトを防止するために、被検者に撮像中は身体を動かさないように十分に説明し、必要に応じ付属の専用固定ベルト等で被検者を固定すること。

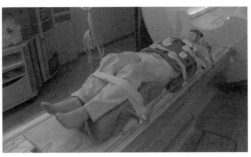

図12 使用上の注意の項に記載されている重要な基本的注意
寝台からの落下に関する注意事項

---

13) 架台や寝台の動作時は、被検者の手足指等の身体の一部、あるいは、衣服、ケーブル、輸液チューブ等が装置に挟まれて、被検者がけがをしないよう十分注意すること。

14) 天板には耐荷重（250kg）を超える荷重をかけないこと。耐荷重は寝台及び天板に装着する附属品により異なる場合もあるため、取扱説明書で確認すること。
また、MR対応患者寝台用天板組み合わせ時は、患者体重に制限が発生するため、取扱説明書で確認すること。

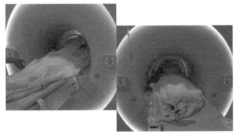

超伝導MRI装置は，メーカ，装置（1.5T，3.0T）に係わらず，耐荷重は250kgであった．

永久磁石MRI装置
寝台1：180kg(電動時)、225kg(手動時)
寝台2：200kg(電動時)、240kg(手動時)

図13 使用上の注意の項に記載されている重要な基本的注意
被検者の手足，衣服，点滴ラインなどが装置に挟まらないようにする注意および耐荷重に関す注意事項

15) 高齢者・小児等、介助が必要と思われる場合は介助者をつけること。

16) 誤操作、装置の故障及び予期しない事象などにより、装置内の記録媒体に保存されている画像・生データが読み取れなくなることがあるため、必ず外部記録装置（媒体）に保存すること。

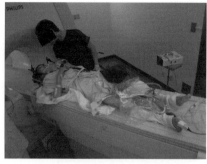 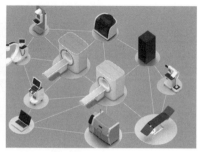

図14　使用上の注意の項に記載されている重要な基本的注意
高齢者，小児検査時の介護者に関する注意およびデータの外部記録装置への保存に関する注意事項

---

19) 指定された機器以外の装置を接続した場合、所定のEMC性能（電磁両性）性能を発揮できないおそれがあるので指定機器以外はこの装置に接続しないこと。

20) 検査室内での使用が指定または推奨されていない医療機器や周辺機器、携帯電話などの電波利用機器を含む電子機器は、ＭＲ装置による静磁場、傾斜磁場、RF磁場により動作が阻害されたり故障する可能性がある。また、これらの機器をＭＲ装置の周辺で使用した場合、ＭＲ装置の正常な動作を阻害する可能性があるので注意すること。

図16　使用上の注意の項に記載されている重要な基本的注意
ECM（電磁環境両立性）とは，電気・電子機器について，それらから発する電磁妨害波がほかのどのような機器，システムに対しても影響を与えず，またほかの機器，システムからの電磁妨害を受けても自身も満足に動作する耐性である．

〈妊婦、産婦、授乳婦及び小児等への適用〉
1）本装置を妊婦、妊娠の疑いのある者、授乳中の者、及び小児へ使用する場合は、医師の指示のもとで慎重に行うこと。

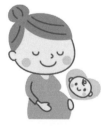

図17　使用上の注意の項に記載されている重要な基本的注意
妊婦，授乳婦および小児などへの適応について記載されている．

11. 添付文書

3）妊婦、産婦、授乳婦及び小児等への適用

「本装置を妊婦，妊娠の疑いのある者，授乳中の者，及び小児へ使用する場合は，医師の指示のもとで慎重に行うこと.」との記載があり，慎重な検査をうながしている．MRI検査を予約する時の医師による確認が基本であるが，妊娠の有無や授乳中の有無は，MRI検査直前の問診でも確認し，MRI検査担当者も注意が必要な内容である．

4）その他の注意

患者の様態が悪化した場合の緊急処置やクエンチの対処などに関する注意が記載されている（**図18**）．

1）被検者の容態が悪化等した場合に備え、磁場の存在を考慮した緊急医療処置の手順を定め、実行できるようにしておくこと。詳細については、安全性マニュアル 2B900-780JA 又は、2B901-536JA「第3章」を参照のこと。

2）一般的にMR装置では、技術的・生理学的要因により、画像アーチファクトが生じる可能性がある。アーチファクトを補正または軽減させる方法は、装置に付属されている安全性マニュアル 2B900-780JA 又は、2B901-536JA「第3章および第4章」、撮像マニュアル 2B900-774JA 又は、2B900-924JA 又は、2B901-527JA「第3章」を参照すること。

3）（施設内で）マグネットクエンチ時の緊急手順を取り決めておくこと。詳細については、安全性マニュアル 2B900-780JA 又は、2B901-536JA「第4章」を参照のこと。

図18　使用上の注意の項に記載されているその他の注意
患者の様態が悪化した場合の緊急処置やクエンチの対処などに関する注意が記載されている．

このように，「使用上の注意」の項には，MRI検査担当者が知らなければならない検査実施上の基本的な注意事項が記載されている．

11-3-6. 保管方法及び有効期間等

保管の条件として，検査室内の温度，湿度などが記載されている．また，耐用期間の記載がある．本添付文書の装置の場合，10年（自己認証「当社データ」による）との記載がある（**図19**）．

〈保管の条件〉
周囲温度　　　　：-10〜50℃
相対湿度　　　　：30〜90%（結露しないこと）
気圧　　　　　　：700〜1060 hPa

〈耐用期間〉
10年[自己認証（当社データ）による]
（但し、指定された使用環境において標準的な頻度で使用され、指定の保守点検と定期交換部品・消耗品の交換をした場合の年数であり、使用状況によっては異なる場合がある）
また、装置を構成する部品の中には一般市販部品もあり、製品のモデルチェンジが早く、耐用期間内であってもサービスパーツを供給できなくなる場合もあります。

図19　保管方法及び有効期間等
保管の条件として，検査室内の温度，湿度などが記載されている．また，耐用期間の記載がある．本添付文書の装置の場合，10年（自己認証「当社データ」による）との記載がある．

11-3-7．保守・点検に係る事項

この項には，使用者による保守点検（日常点検）と業者による保守点検（定期点検）に関する記載がある（**図 20**）．

図20　保守・点検に係る事項

使用者による保守点検（日常点検）と業者による保守点検（定期点検）に関する記載がある．

参考文献4

使用者による日常点検（使用前点検，使用後点検）に関しては，平成30年6月12日に「医療機器に係る安全管理のための体制確保に係る運用上の留意点について：医政地発0612第1号，医政経発0612第1号」が発出された[4]．この中で，保守点検計画を策定すべき医療機器の中に，放射線治療装置（診療用高エネルギー放射線発生装置，診療用粒子線照射装置，診療用放射線照射装置）に加えて，X線CT装置とMRI装置が追加になった．また，同年3月には「医療機関における放射線関連機器等の保守点検指針」[5]が示され，医療機関におけるCT装置及びMR装置の保守点検（日常点検）の計画策定における点検項目として参考にすべき内容（日常的に，毎日，実施可能な最低限の要求水準について）が取りまとめられた．

参考文献5

11-4．体内に埋め込まれる医療機器（IMD）の添付文書

添付文書は，医薬品や医療機器などにおいて，警告や使用上の注意，仕様，その他の重要事項を記載した，医薬品や医療機器の使用者や医師，薬剤師向けの製品情報を示した書面である．添付文書は，薬機法に基づいて作成される公文書であり，同法によって電子化され公開されなければならないことが定められている．この電子化された添付文書は，独立行政法人医薬品医療機器総合機構（PMDA）や有料ではあるが「医療機器のMR適合性検索システムNextant（ネクスタント）：https://www.medie.jp/solutions/nextant」などで確認することができる．IMDの商品名（添付文書上の販売名）がわかる場合は，添付文書から，MR適合性を確認することができる．

　【追加情報】

無償で提供していた「医療機器のMR適合性検索システム」は，2023年3月31日でサービスが終了している．現在は，有償版の医療機器のMR適合性検索システム「Nextant（ネクスタント）」が提供されている．20万を超えるデータベースを使用して検査可能となっている．サービスの詳細は，2次元コードからWebサイトで確認していただきたい．

Nextant

11-4-1．MRI に関する通知（通達）

　添付文書には，MR 適合性や検査の撮像条件に関する記載（静磁場強度，最大空間磁場勾配，SAR，使用可能なコイルの種類などの記載）がある物と，MRI に対する安全性を評価していないことが記載されている物及び，MRI 検査に対する記載が全くない物が存在している．平成20年（2008年）3月25日に厚生労働省より「脳動脈瘤手術用クリップ承認基準の制定について：薬食発第 0325016 号」が発出され脳動脈瘤クリップなどの承認申請時には，ASTM（American Society for Testing and Materials）の試験方法に基づいた評価が求められるようになっている[6]．

参考文献 6

　平成31年（2019年）8月1日に，厚生労働省より「植込み型医療機器等の MR 安全性にかかる対応について：薬生機審発 0801 第 1 号，薬生安発 0801 第 4 号」が発出された．この文書により，金属が含まれる植込み型医療機器の添付文書には，MRI 検査に関する安全評価についての記載が義務付けられた[7]．本通知発出から3年を経過した日以降に，金属を含む植込み型医療機器（新医療機器，クラスⅣの医療機器，クラスⅢの能動型医療機器）を製造販売承認申請する場合は，MRI 検査の安全評価に関する結果の記載が必須となった．既承認品については，クラスⅣ及びクラスⅢの医療機器については本通知発出日から3年以内，クラスⅡ及びクラスⅠの医療機器については，本通知発出日から5年以内に対応することになっている．体内に植え込まれる金属製のインプラントや能動型デバイスの添付文書には，全て MRI 検査の安全性に係る評価が記載されることになる．ただし，発出された文書を読むと，MRI 検査に関する安全性評価を実施してない場合は，【使用上の注意】の「重要な基本的注意」の項に「本品については，試験による MR 安全性評価を実施していない」との記載も認められている．この場合は，添付文書から MR 適合性は判断できないことになる．このような記載が極力少なくなることが望まれる．

参考文献 7

　令和3年（2021年）8月1日から，薬機法の改正により添付文書の電子化が義務化される．クラスⅠからクラスⅣのすべての医療機器が対象となり，PMDA のホームページに掲載する事が義務化される[8〜11]．電子化されたすべての添付文書は，日本製薬団体連合会，一般社団法人日本医療機器産業連合会，GS1 Japan が共同で開発した医療従事者向けのアプリ「添文ナビ」で閲覧することができる．スマーフォンで医療用医薬品，医療機器等のパッケージに表示されている GS1 バーコードを読み取り，PMDA（独立行政法人医薬品医療機器総合機構）のウェブサイト上の，電子化された添付文書や関連文書を呼び出し，内容を確認することができる．

参考文献 8

11-4-2．MRI 検査に関する安全評価についての記載義務付け

　平成31年（2019年）8月1日に発出された通知[7]により，金属が含まれる植込み型医療機器の添付文書には，MRI 検査に関する安全評価についての記載が義務付けられた．通知文には，記載例が示されている（**図21**）．このような記載が，全ての植込み型医療機器の添付文書に記載されると，MRI 検査の安全性が増すと考えられる．

参考文献 9

参考文献 10

参考文献 11

参考文献 7

(記載例)

　非臨床試験によって本品は MR Conditional であることが示されている。本品を装着した患者に対して、以下に示される条件下においては、安全に MR 検査を実施することが可能である；

・静磁場強度　　　＿＿＿＿＿＿T→（例）1.5 T、3.0 T
・静磁場強度の勾配＿＿＿＿＿＿T/m→（例）30 T/m、3,000Gauss/cm
・MR 装置が示す全身最大 SAR（Specific Absorption Rate）
　（　　　モード）
　　　　→（例）＿＿＿2W/kg＿＿＿（通常操作モード）
　　　　→（例）＿＿＿4W/kg＿＿＿（第一次水準管理操作モード）
上記条件で＿（例）15＿分のスキャン時間において本品に生じ得る最大の温度上昇は＿（例）2＿℃以下である。
本品が＿（例）3T＿の MR 装置における勾配磁場エコー法による撮像で生じうるアーチファクトは本品の実像から＿（例）2＿mm である。

T: Tesla、磁束密度の単位、1 T = 10,000 Gauss
SAR: 単位組織質量あたりの吸収熱量、単位は W/kg

図 21　MR 検査に関する安全評価についての記載義務付け

通知文に記載されている，安全情報の記載例．この様な記載が，全ての植込み型医療機器の添付文書に記載されると，MRI 検査の安全性が増す．（文献 7 の通知から引用）

11-4-3. 添付文書の確認（検査現場での対応）

　IMD が存在する場合，添付文書等で撮像条件や対応している静磁場強度を確認し，検査を実施することが基本となる．実際の MRI 検査現場では，一度確認した IMD に関しては，添付文書をコピーして保存したり MRI 検査の撮像条件に関する部分を記録したりして，次に同じ IMD が存在する患者が来た時にスムーズに MRI 検査が実施できるようにしておく施設が多いのではないかと思われる．これは，施設としては重要なことで，担当者が何時でも確認できる利点がある．しかしながら，添付文書は改訂が繰り返され，MRI 検査に関係する記載内容も変更となる場合が少なくない．例えば，旧添付文書で禁忌・禁止となっていた製品が，添付文書の改訂に伴い MRI safe となる場合もある．この添付文書の改訂の時期に関して決まりはない．そのため，添付文書の保存（ファイリング）もしくは MRI 検査関連部分の書き写しなどで保存する場合，MRI 検査に係る情報の更新がリアルタイムで行えない可能性がある．添付文書の改訂に伴う記載変更を把握せず MRI 検査を実施あるいは中止することも考えられる．毎回，添付文書を検索し最新情報を入手する必要があるが，MRI 検査現場の負担は増す．添付文書の電子化が義務化されたので，改定後数ヶ月の添付文書は，検索せずにすぐに確認可能なシステムが望まれる．また，PMDA から改訂された添付文書の情報が登録者に配信されるようなシステムも望まれる．

　放射線科の X 線撮影や検査等に関する訴訟で，判断材料に添付文書の情報が用いられたものは，今回調べた範囲内では認められなかった．放射線科の検査では，造影剤を用いた CT 検査を実施する際，患者に対する問診を怠った過失が争われた事例や放射線科医の読影結果を確認しなかった医師の過失が争われた事例が認められた．一方，医薬品に関しては医療事故裁判（民事及び刑事）に関する判決の判断材料に，添付文書の情報が用いられたものが報告されている[12]．今後，MRI 検査などにおいても，添付文書情報を確認せず，記載されている注意事項や撮像条件を守らずに検査を実施し，検査後に患者に異常や IMD に不具合が発生した場合には，

検査担当者の過失が認められる可能性もある．添付文書に記載されている内容を守らずに検査を実施し，医療事故が発生した場合，「知らない」，「知らなかった」では済まされない時代であることを銘記しなければならない[12]．

参考文献12

IMD が存在する場合は，添付文書などで MR 適合性の有無を確認しなければならない．MR safe であれば通常通り MRI 検査が可能となる．MR unsafe であれば MRI 検査は中止となる．MR conditional（条件付き MRI 対応）であれば，添付文書を用いた撮像条件などの確認が必須であり，撮像条件の上限値を超えてスキャンが実施されることは，絶対にあってはならない．

平成19年4月1日，医療法の一部改正が施行され，医療機関に対する医療安全対策が条文化され，義務化された．医療事故に関する報道も，相変わらずマスメディアを賑わせている．このように，医療の安全に対する社会の関心が高まっている現状において，MRI 検査の安全を担保するためにも，添付文書に記載されている情報の確認が必須である．

11-4-4．MRI 検査の撮像条件の解釈について

MRI の撮像条件に関わる記載は，添付文書内の「使用上の注意」の項目に記載されている．1頁目の「警告」，「禁忌・禁止」にも重要な関連情報が記載されている場合がある．また，条件付き MRI 対応人工聴覚器などでは，「使用方法等」の項目に弾性包帯での固定や磁石の取り外しに関して記載されている場合がある．確認する場合に注意が必要である．

添付文書内に「自己認証」との記載があるが，自分で勝手な方法で試験をしたということではなく，試験は基準通りに実施し，その結果に関して社内でどこまでなら安全であるかを判断した場合を指している．

①静磁場強度

最も基本となる MRI 装置の静磁場強度の記載方法が添付文書によりまちまちである．「1.5T 及び 3.0T」，「3.0T」，「1.5T 及び 3.0T 以下」，「1.5T 及び 3.0T のみ」，「1.5T または 3T の静磁場を有する MRI 機器であること」などの記載がある．「のみ」，「以下」などの記載であれば検査が可能な静磁場強度は明確であるが，「1.5T 及び 3.0T」や「3.0T」と記載がある場合，記載されている静磁場強度以下で対応可能かの判断に迷うことがある．メーカに確認したところ，表3に示す回答があった．a と b のステントでは，添付文書に記載されている静磁場強度未満であれば MRI 検査は可能との回答であったが，実際に試験しているかどうか，あるいは試験内容をメーカの回答者が理解しているかが回答の信頼性と解釈の妥当性を決めると考えられる．静磁場強度が低い場合は，確実に影響が小さくなるのはトルクのみである．静磁場強度の勾配（空間磁場勾配）は，装置によっては 3.0T よりも 1.5T で大きい場合もある．磁場による変位力（吸引力）は，「静磁場強度」×「空間磁場勾配」で決まるので，静磁場強度だけで吸引力の強弱が判断できない．試験により，安全に MRI 検査できることが確かめられている静磁場強度以外に，結果を外挿して対応することは基本的に不可であると考える．

記載されている静磁場強度より低ければ，安全性には問題ないと考える場合も少なくないと考えられるが，判断に迷った場合は安全側に立って対応する必要があると思われる．もしくは，

製造販売業者に確認するのも良いと思われる．

表3　製造販売メーカの回答例

	静磁場強度に関する記載内容	回答
a	静磁場強度：3T	数値未満での検査は可能です．
b	静磁場が3テスラまたは1.5テスラ	数値未満での検査は可能です．
c	静磁場1.5または3.0T	1.5または3.0T以外のMRIシステムについては評価されていません．しかしながら，最終的な診断機器の決定は，患者に応じた医師の裁量によるものと考えています．

添付文書に，「1.5T及び3.0T」や「3.0T」と記載がある場合，記載されている静磁場強度以下で対応可能かの判断に迷うことがある．製造販売メーカに確認した時の回答．

② SAR（組織における比吸収率：specific adsorption rate）

　添付文書に記載されているSARの値を上限値として撮像条件を管理しなければならない．特に，SARの上限値が通常操作モード以下の場合は，装置の操作方法に注意する必要がある．通常操作モードのSARは，全身SARが2.0W/kg以下，頭部SARが3.2W/kg以下になっている．第一次水準管理操作モードでの撮像に入る前には，SARとdB/dtに関する情報が表示され，MRI検査担当者が確認して撮像に進む仕様になっている．SARの上限が通常操作モード以下の場合（例えば頭部SARの値が1.0W/kgの場合等）は，表示されるSARを確認し，その値が1.0W/kg以下であることを確認する必要がある．もし，1.0W/kgを超えている場合は，いったん撮像を停止し，撮像条件を再設定しなければならない．メーカごとに対応が異なるため，適切な管理方法を理解することが重要になる[13]．これは，通常操作モードを超え，第一次水準管理操作モードの値の場合（例えば全身SARの値が3.0W/kgの場合等）も同様である．最近の装置は，検査時にSARの上限値を装置に入力し，その値を超えないように装置側が撮像条件を管理できるようなシステムもある．

　心臓ペースメーカや人工聴覚器などの能動型インプラント（active implant）に関しては，添付文書に「全身SAR」と「頭部SAR」の両者が記載されている場合がほとんどである．一方，受動型インプラント（passive implant）であるステントや整形外科用金属に関しては，「全身SAR」の記載はあるものの，「頭部SAR」に関してはほとんど記載がない．このようなIMDが存在する場合，頭部検査時のSAR（頭部SAR）の設定は，どのように考えれば良いのか．添付文書に記載されている全身SARが通常操作モードの上限と同じであれば，頭部SARも通常操作モードの上限である3.2W/kgと考えて対応する可能性があるのではないかと思われる．パラレルMRIが一般的に使用されるようになり，頭部検査においても全身用のボディーコイルで送信し頭部用のアレイコイルで受信するシステムでMRI検査をすることが多くなっている（メーカによっては，従来使用されてきた頭部用の送受信QDコイルがないMRI装置も存在する）．頭部撮像時でも全身用のボディーコイルで送信した場合，胸部あるいは上腹部付近までRFエネルギーが分布していると考えられる．この状況では，頭部のSARが添付文書に記載されている上限値を超えた場合に体幹部がその値以下であるということを保証できない．したがって，安全側で考えると，添付文書に記載されている全身SARの規制値を頭部SARにも当てはめて検査を施行することが基本になると思われる．一部の装置では，頭部検査を全身

用のボディーコイルで送信し頭部用のアレイコイルで受信しているときに,「頭部SAR」と「全身用SAR」の両者を表示することが可能である．この場合，表示される全身SARの値が添付文書に記載されている全身SARの制限値を下回ったとしても，頭部SARが添付文書に記載されているSARの制限値を超える設定は，安全側で考え避けるべきだと考える．

添付文書によっては，SARの表記と併せて有効RF磁界の磁束密度ベクトルの振幅の一定時間内の平均値であるB_{1+RMS}[14, 15]が記載されている場合がある．SARとB_{1+RMS}が併記されている場合は，画質が良い方の制限値を使用してよいことになっている．しかしながら，添付文書にB_{1+RMS}しか記載がない場合は，B_{1+RMS}を表示できないMRI装置では，検査を実施することはできない．

参考文献15

③最大空間磁場勾配（最大空間傾斜）

静磁場の勾配を表す用語であるが，添付文書により様々な表現が使われている．図22に示すa～dは，静磁場の勾配を示していると判断できるが，空間傾斜磁場（e）や単に傾斜磁場（d）と記載されている場合，装置の「最大傾斜磁場強度」を示していると考える場合もあると思われる．静磁場の勾配である最大空間磁場勾配の値は「T/m」である．一方，最大傾斜磁場強度の値は「mT/m」である．値が全く異なっているので，数値から判断する必要がある．装置メーカの性能表を例として示す（図23）．添付文書の値と，装置メーカが公表している値とを比較し，MRI検査が可能かを判断することになる．

```
a)最大空間磁場勾配
b)最大空間傾斜磁場
c)空間勾配
d)静磁場強度の勾配傾斜
e)空間傾斜磁場
f)傾斜磁場
```

図22　最大空間磁場勾配（最大空間傾斜）の記載例
静磁場の勾配を表す用語であるが，添付文書により様々な表現が使われている．

	最大スリューレート 一軸	最大スリューレート 合成	最大傾斜磁場強度 一軸	最大傾斜磁場強度 合成	最大空間勾配
A機種	125 T/m/s	216 T/m/s	33 mT/m	57 mT/m	6 T/m
B機種	200 T/m/s	346 T/m/s	45 mT/m	78 mT/m	

図23　装置メーカが公表している性能表
添付文書の値と，装置メーカが公表している値とを比較し，検査が可能かを判断する．

【追加情報】

　添付文書に記載されている最大空間傾斜の上限値より装置の最大空間傾斜の値が大きい場合（例えば，Xステントの最大空間傾斜の上限値が 8.5T/m の場合で，装置の最大空間傾斜の値が 15.2T/m の場合など），一概に検査ができないとは限らない．装置の最大空間傾斜の値は，ガントリ開口部の磁力線が最も急峻に曲がっているところで測定された最大値である．ガントリの X-Y 軸の中心に近づくほど値は低くなる．ガントリ開口部を通過する時にその制限値を上回らなければ検査可能と判断できる．したがって，**図 24（7 頁）**に示した装置であれば，中心部から X-Y 方向の 30cm 以内を通過すれば検査可能と考えられる．

　自施設で使用されている装置の最大空間傾斜の値だけではなく，中心からの距離に対する値も入手し，デバイス添付文書の制限値とデバイスのガントリー内の位置を照らし合わせて判断することになる．

④スリューレート（slew rate: T/m/sec）

　傾斜磁場がゼロからマイナスまたはプラスの最大振幅までの上昇もしくは下降の率を現した値である．傾斜磁場システムの性能を示すひとつの量である．図 23 で示した装置メーカの性能表の値と比較して，判断することになる．スリューレートは，傾斜磁場の性能であり，MRI 検査担当者が値を設定することは不可能である．また，SAR のように画面上にその値を表示する装置もないと思われる．したがって，すべての撮像で最大の値になることはないが，安全性の面から性能表の値で判断することになる．ただし，SAR と同様に値を入力することにより上限を設定できる装置も存在する．この場合は，スリューレートの最大値が添付文書に記載されている制限値を超えていても，上限値を入力することにより，その値を超えることがないのでMRI 検査は可能である．

11. 添付文書

【追加情報】傾斜磁場について

　傾斜磁場の強さの単位は mT/m で表わされる．MRI 装置では，傾斜磁場コイルにより発生する最大傾斜磁場強度として示される事が多い．その他に，傾斜磁場の時間変化を表す slew rate（T/m/s）と磁場時間変化率（磁場強度変化率）を表す dB/dt（T/s）がある．

　例えば，0.1m で 2mT，0.2m で 4mT のように線形に変化する傾斜磁場が印加された場合，1m 当たりの傾斜磁場強度である最大傾斜磁場強度は 20mT/m になる．また，この傾斜磁場強度が 1ms で 20mT/m に立ち上がる性能があると，slew rate は 20T/m/s となる．この場合の，磁場中心から 0.1m(0.2m) における dB/dt は，1ms で 2mT(4mT) に変化することになり 2T/s(4T/s) となる．dB/dt は，印加される傾斜磁場強度が同じでも，磁場中心からの距離により異なることになる[16]．

⑤撮像（検査）時間

　撮像時間に関する記載に関しては，添付文書によりかなり異なっている．1検査のトータルスキャン時間なのか，1スキャン（1 sequence）の撮像時間なのかが不明な場合もある．記載がない場合は，安全性を考慮することは当然であるが，検査時間（撮像時間）に関しては制限がないと考えて対応すると思われる．「最大全身平均比吸収率（SAR）：2W/kg 未満で 15 分以下の MR スキャン」と記載されている場合，1検査のトータルのスキャン時間を示していると思われるが，1スキャン（1 sequence）の時間と判断して対応する可能性も否定できない．「一度の MRI 検査におけるスキャンタイムが 30 分以内であること．」や「RF オンでの累積アクティブスキャン時間は 30 分以下／回とすること．」等の記載であれば，検査担当者にとってわかりやすいと考える．1スキャンの時間なのか，1検査当たりの撮像時間の合計なのかが明確に分かる記載が望ましいが，判断に迷った場合は製造販売業者に確認するのが良いと思われる．

⑥静磁場と空間磁場勾配の積（T^2/m）

　添付文書には，「発生磁場強度」や「製品の磁場と空間磁場勾配電磁場」との記載もある．記載内容は異なるが，すべて静磁場と空間磁場勾配の積を示した値である．添付文書により記載方法が異なるので，それぞれどのように解釈するかを記載する．
「静磁場強度」と「静磁場の勾配である空間磁場勾配」の2種類が記載されている添付文書，「静磁場強度」と「静磁場と空間磁場勾配の積」の2種類が記載されている添付文書，「静磁場強度」と「静磁場の勾配である空間磁場勾配」及び「静磁場と空間磁場勾配の積」の3種類が記載されている添付文書が存在する．

　メーカから提供される MRI 装置のデータは，静磁場強度や空間磁場勾配などである．静磁場と空間勾配磁場の積（T^2/m）に関しては，データとして提供されている MRI 装置はないと思われる．このような状況下で，この値をどのように捉えて検査を行う必要があるかを，添付文書の実際の記載例を示して，安全側に立って考えてみたい．

【実際の記載例 1：IMD　A】

「静磁場強度：1.5 テスラ及び 3.0 テスラ」，「静磁場の勾配：30 テスラ /m」との記載があり，「静磁場と空間磁場勾配の積」の記載がない場合（多くのステントの添付文書はこのような記載である）．

1.5T 及び 3.0T 共に静磁場の勾配である空間磁場勾配は 30T/m まで対応可能と解釈できると思われる．

【実際の記載例 2：IMD　B】

「静磁場強度：1.5 テスラ及び 3.0 テスラ」，「静磁場と空間磁場勾配との積：23T^2/m 未満」との記載があり，「静磁場の勾配である空間磁場勾配」の記載がない場合．

メーカ提供のデータには，静磁場の勾配である空間磁場勾配が記載されているため，この値を求めて対応する必要がある．静磁場強度 1.5T とした場合は，$(23T^2/m) / 1.5T = 15.3T/m$ となり空間磁場勾配の制限は 15.3T/m と考えることになると思われる．一方，静磁場強度 3.0T とした場合は，$(23T^2/m) / 3.0T = 7.7T/m$ となり空間磁場勾配の制限は 7.7T/m と考えることになると思われる．このように，静磁場強度と静磁場と空間磁場勾配との積が記載され，空間磁場勾配の値が記載されていない場合は，計算により空間磁場勾配の上限を求め対応することになると考える．

【実際の記載例 3：IMD　C】

「静磁場強度：1.5 または 3.0T（テスラ）」，「静磁場強度の勾配：25T/m 未満」及び「静磁場と空間磁場勾配との積：50T^2/m 未満」の 3 種類の記載がある場合．

「静磁場強度の勾配である空間磁場勾配」と「静磁場と空間磁場勾配の積」のいずれかを満たす値で考えるか全ての条件を満たす安全側の値を上限と考えるかで対応が異なる．現状では，後者で対応せざるを得ないと考える．

1.5T の場合は，$1.5T \times 25T/m = 37.5T^2/m$ となり「静磁場と空間磁場勾配との積：50T^2/m 未満」より低いため，「静磁場強度の勾配：25T/m 未満」で対応可能と考える．一方，3.0T の場合空間磁場勾配の上限は，$(50T^2/m)/3T = 16.7T/m$ となり，「静磁場強度の勾配：25T/m 未満」との記載はあるものの，空間磁場勾配は 16.7T/m が上限と安全側で解釈することになる．ここで注意しなければならない点は，1.5T の場合に $(50T^2/m)/1.5T = 33.3T/m$ と計算して空間磁場勾配の上限が 33.3T/m まで許容と考えると，25T/m 未満との記載と矛盾することになる．この場合は，静磁場強度の勾配は 25T/m 未満を守った対応が無難と思われる．

ガントリー付近の静磁場の勾配が一番強い部分は，静磁場強度 1.5T（3.0T）より低いので，かなり安全なマージンを見ていることになると考えることができるが，「静磁場強度」，「静磁場の勾配である空間磁場勾配」，「静磁場と空間磁場勾配との積」の 3 種類の値が記載されていた場合は，全ての条件を満たす安全側の数値で対応せざるを得ないのが現状であると考える．「静磁場と空間磁場勾配との積」が記載されている添付文書はそれほど多くないと思われるが，今後このような記載が増える可能性がある．「静磁場強度」，「空間磁場勾配」及び「静磁場と空間磁場勾配との積」がどのような形式で記載されているかにより考え方が異なる．「静磁場

強度」,「静磁場強度の勾配」,「静磁場と空間磁場勾配との積」の記載内容の確認とその正しい解釈が,安全な MRI 検査に重要になる.

12 章の 3-2（12-3-2）に,ステント,クリップや整形外科用金属等の電源を有しない受動型埋込医療機器（passive implant）の添付文書に関するアンケート調査結果に関して,重複する部分はあるが全文を掲載した.

【参考文献】

1．医療機器の添付文書の記載要領の改正について(薬食発 1002 第 8 号)：平成 26 年 10 月 2 日. https://www.japal.org/wp-content/uploads/mt/pdf/notice/20141002_1002-8.pdf

2．医療機器の添付文書の記載要領（細則）について（薬食安発 1002 第 1 号）：令和 2 年 8 月 31 日. https://www.pmda.go.jp/files/000236345.pdf

3．核磁気共鳴画像診断装置に係る使用上の注意の改訂（薬食安発 0520 第 1 号，薬食機発 0520 第 4 号）：平成 25 年 5 月 20 日. https://www.pmda.go.jp/files/000148515.pdf https://www.mhlw.go.jp/file/05-Shingikai-11121000-Iyakushokuhinkyoku-Soumu-ka/0000014279.pdf

4．医療機器に係る安全管理のための体制確保に係る運用上の留意点について（医政地発 0612 第 1 号，医政経発 0612 第 1 号）：平成 30 年 6 月 12 日. http://www2.jart.jp/news/ib0rgt0000004fo4-att/isei_0612_1.pdf

5．菊池眞，他.：医療機関における放射線関連機器等の保守点検指針. 平成 29 年度厚生労働行政推進調査「中小医療機関向け医療機器保守点検のあり方に関する研究」，2018.3. https://mhlw-grants.niph.go.jp/system/files/2017/173011/201721030A_upload/20172103 0A201806081624570780008.pdf

6．脳動脈瘤手術用クリップ承認基準の制定について（薬食発第 0325016 号）：平成 20 年 3 月 25 日. https://www.std.pmda.go.jp/stdDB/Data/MDStd/AppStd/2000027_01_2008.pdf

7．植込み型医療機器等の MR 安全性にかかる対応について（薬生機審発 0801 第 1 号，薬生安発 0801 第 4 号）：令和元年 8 月 1 日. https://www.japal.org/wp-content/up-loads/2021/08/20190801_msk0801-1.pdf

8．添付文書の電子化について：医薬品・医療機器等安全性情報 No.381，2021.3. https://www.mhlw.go.jp/content/11120000/000757332.pdf

9．独立行政法人 医薬品医療機器総合機構（PMDA）：添付文書の電子化について. https://www.pmda.go.jp/safety/info-services/0003.html

10．医薬品、医療機器等の品質，有効性及び安全性の確保等に関する法律等の一部を改正する法律の公布について（薬生発 1204 第 1 号）：令和元年 12 月 4 日. https://www.pref.fukui.lg.jp/doc/iei/yakumu/tuti-kaisei2020_d/fil/20191204_1651.pdf

11．医薬品、医療機器等の品質，有効性及び安全性の確保等に関する法律の改正を踏まえた添付文書等記載事項の情報通信技術を利用する方法による公表について（依頼）（薬生安発 0311 第 1 号：令和 2 年 3 月 11 日. https://www.pmda.go.jp/files/000234416.pdf

12．加來洋子，枝並宏治，福本雅文，山口雅巳，渋谷 鉱：医療用医薬品添付文書情報が判断

材料とされた医療訴訟について．歯薬療法，27（2），116-124，2008．https://www.jstage.jst.go.jp/article/jsotp1982/27/2/27_2_116/_pdf

13. 土橋俊男：条件付き MRI 対応ペースメーカ装着者の検査準備（安全な撮像を実施するために）．Sure Scan Report，日本メドトロニック，2013．

14. 黒田輝：SAR と B1 + rms．インナービジョン，30（9）：56-58，2015．https://www.innervision.co.jp/ressources/pdf/innervision2015/iv201509_056.pdf

15. 土橋俊男：各社 MRI 装置の B1 + rms 確認方法．Rad Fan，14（5），3-7，2016．

16. 押尾晃一：第7章パルスシーケンス設計と MRI の安全性．MRI 安全性の考え方　第3版（秀潤社），167-176，2021．

12．その他

　本章では，関連情報としてMRIの診療報酬と「一般社団法人・安全なMRI検査を考える会」について記載する．また，2022年に実施した条件付きMRI対応人工内耳装用者のMRI検査に関するアンケート調査とステント，クリップや整形外科用金属等の電源を有しない受動型埋込医療機器（passive implant）の添付文書に関するアンケート調査の結果を記載する．アンケート調査の結果の取りまとめに関しては，9章と11章の本文と重複する部分もあるが，全文を掲載する．

12-1．診療報酬について

　2024（令和6）年度の診療報酬改定により，MRI検査に関係する部分で大きな変更があった項目は「画像診断管理加算」である．従来の画像診断管理加算3が画像診断管理加算4になり，新しい施設基準で画像診断管理加算3が設定された．

　MRIの診療報酬の基本は，**表1**に示した通りである．3T以上の装置もしくは1.5T以上3T未満の装置を保有している場合は，「CT撮影及びMRI撮影」の届出（特掲診療料の施設基準に係る届出書）を地方厚生局長に提出する必要がある．提出しない場合は，1.5T未満の診療報酬での算定になる．「CT撮影及びMRI撮影」の届出には，安全管理者の氏名を記載し，MRI装置と造影剤注入器（インジェクター）の保守点検計画表を添付する必要がある．筆者が以前勤務していた施設で提出した保守点検計画表を**表2**に参考までに示す．このような保守点検計画表を届出書に添付して地方厚生局長に提出する．

表1　磁気共鳴コンピュータ断層撮影（MRI撮影）の診療報酬

3テスラ以上の機器による場合	共同利用施設において行われる場合	1620点
	その他の場合	1600点
1.5テスラ以上3テスラ未満の機器による場合		1330点
1.5T未満の場合		900点

3T以上の装置もしくは1.5T以上3T未満の装置を保有している場合は，「CT撮影及びMRI撮影」の届出（特掲診療料の施設基準に係る届出書）を地方厚生局長に提出する必要がある．提出しない場合は，1.5T未満の診療報酬での算定になる．

表2　保守点検計画表

室名	装置	使用装置 機種名	装置メーカー	保守管理 メーカーによる定期点検	日常点検
○○MRI室	MRI装置	○○○○：3テスラ	株式会社○○○	年間2回	担当者による使用前点検および使用後点検
	インジェクター	○○○○	○○○株式会社	年間1回	担当者による使用前点検および使用後点検
○○MRI室	MRI装置	○○○○：1.5テスラ	株式会社○○○	年間2回	担当者による使用前点検および使用後点検
	インジェクター	○○○○	○○○株式会社	年間1回	担当者による使用前点検および使用後点検
○○MRI室	MRI装置	○○○○：1.5テスラ	株式会社○○○	年間2回	担当者による使用前点検および使用後点検
	インジェクター	○○○○	○○○株式会社	年会1年	担当者による使用前点検および使用後点検
○○MRI室	MRI装置	○○○○：3テスラ	株式会社○○○	年間4回	担当者による使用前点検および使用後点検
	インジェクター	○○○○	株式会社○○○	年間1回	担当者による使用前点検および使用後点検
○○MRI室	MRI装置	○○○○：1.5テスラ	株式会社○○○	年間3回	担当者による使用前点検および使用後点検
	インジェクター	○○○○	○○○株式会社	年間1回	担当者による使用前点検および使用後点検

「CT撮影及びMRI撮影」の届出時にMRI装置と造影剤注入器（インジェクター）の保守点検計画表を添付する必要がある．

　3T以上の装置として届出を行う場合は，画像診断管理加算2, 3または4の届出が必須になっている．また，MRI検査の専従の診療放射線技師が1名以上勤務している必要があり，届出書の当該部分に氏名を記載することになる．3T装置を保有していても，画像診断管理加算2, 3または4に関する届出を行っていない場合は，1.5T以上3T未満の診療報酬で算定することになる．

　以上の届出は，専用の届出書（様式37）を用いて装置ごとに記載する必要がある．2022年度（令和4年度）の診療報酬改定から，届出書に新規届出，機器の追加及び機器の取下を選択するように変更になっている．

　「施設共同利用率に係わる事項」に関しては，届出書に記載されている計算式により算出した数値が100分の10以上であれば，共同利用施設において行われる場合の診療報酬で算定できる．

　この他に，表3に示した加算があるが，それぞれ施設基準や算定要件が細かく決められている．各種加算と，画像診断管理加算，保有する装置の静磁場強度との関係を示したが，画像診断管理加算の2, 3または4が必須となっている．これ以外にも，施設基準の条件が細かく定められている．詳細は，厚生労働省のHP上の「令和6年度診療報酬改定について・第3 関係法令などについて」の（4）－2の「特掲診療料の施設基準等及びその届出に関する手続きの取扱いについて（通知）」令和6年3月5日・保医発0305第6号（https://www.mhlw.go.jp/content/12404000/001252057.pdf：2次元コード①）で確認できる．算定可能な施設は，項目ごとに届出書（様式38）を記載して提出しなければならない．

2次元コード①

12．その他

表3　MRI 検査の加算

	画像診断管理加算 （2，3または4）	静磁場強度	診療報酬（点）
心臓 MRI 撮影加算	必要	1.5T 以上	400
乳房 MRI 撮影加算	必要	1.5T 以上	100
小児鎮静下 MRI 撮影加算	必要	1.5T 以上	※1
頭部 MRI 撮影加算	必要	3.0T 以上	100
全身 MRI 撮影加算	必要	1.5T 以上	600
肝エラストグラフィ加算	必要	1.5T 以上	600
※1　当該撮影の所定点数に 100 分の 80 に相当する点数を加算			

それぞれ施設基準や算定要件が細かく決められている．画像管理加算と保有する装置の静磁場強度との関係を示したが，画像管理加算の 2，3 または 4 が必須となっている．

「肝エラストグラフィ加算」に関しては，上記通知の中（p. 149）に「関係学会の定める指針に基づいて，肝エラストグラフィ撮影を適切に実施していること.」との記載がある．一方，「全身 MRI 撮影加算」に関しては，上記通知の中には同様の記載はないが，（2）－2 の「診療報酬の算定方法の一部改正に伴う実施上の留意事項について（通知）：令和 6 年 3 月 5 日・保医発 0305 第 4 号の別添 1「医科診療報酬点数表に関する事項：https://www.mhlw.go.jp/content/12404000/001252052.pdf（2 次元コード②）」の p. 433 に，「関連学会の定める指針に従って，前立腺癌の骨転移の診断を目的とし，1.5 テスラ以上の MRI 装置を使用して複数の躯幹部用コイルと脊椎用コイルを組み合わせ，頸部から骨盤部を少なくとも 3 部位に分けて撮像した場合に限り算定する.」との記載がある．このように，特掲診療料の施設基準には詳細が記載されていない場合もあり，留意事項やその他の資料を確認する必要がある．なお，「全身 MRI 撮影加算」，「肝エラストグラフィ加算」の施設基準になる「関連学会の定める指針」とは，日本医学放射年学会と日本磁気共鳴医学会の連名で発出されている指針を指す．

「全身 MRI 撮影加算」，「肝エラストグラフィ加算」に関しては，「画像診断管理認証機構：https://aomri.jp（2 次元コード③）」に，日本医学放射線学会と日本磁気共鳴医学会の連名で出されているそれぞれの指針（https://www.jsmrm.jp/modules/guideline/index.php?content_id=2：2 次元コード④）に基づいた撮像法（撮像条件）と画像を提出し評価（認証）を受けなければならない．「全身 MRI 撮影加算」では，「本検査が骨転移の検出を目的とした広範囲検査であり，病変局所の詳細な評価を目的とした検査ではないことを患者に説明し，書面にて同意をとる.」との記載があり，この書面（同意書）の提出も必要である．

本認証に係わる「よくある質問事項」に関しては，一般社団法人画像診断管理認証機構の Q & A に掲載されている．

公益社団法人・日本医学放射線学会が発行する「画像診断管理認証施設認定書」の例を**図 1** に示す．

2 年に 1 度の診療報酬改定で新規に算定可能となる項目や，MRI 装置の更新時や新設時には，届出を忘れないようにしなければならない．

本書に記載した内容は，2024 年度（令和 6 年度）の診療報酬改定を反映している．

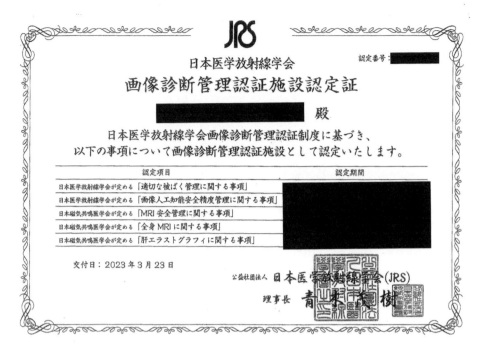

図1　公益社団法人・日本医学放射線学会が発行する「画像診断管理認証施設認定書」

【追加情報】

　特掲診療料の施設基準等及びその届出に関する手続きの取扱いについて（通知）のMRI検査に関係する事柄で記載されている部分および届出様式．

・前立腺針生検法（MRI撮影及び超音波検査融合画像によるもの）：p. 139-140（様式31の4及び様式52で届出）

・画像診断管理加算：p. 142-144　（様式32で届出）

・CT撮影及びMRI撮影：p. 146　（様式37で届出）

・心臓MRI撮影加算：p. 148　（様式38で届出）

・乳房MRI撮影加算：p. 148（様式38で届出）

・小児鎮静下MRI撮影加算：p. 148-149（様式38で届出）

・頭部MRI撮影加算：p. 149（様式38で届出）

・全身MRI撮影加算：p. 149-150（様式38で届出）

・肝エラストグラフィ加算：p. 150（様式38で届出）

・乳腺腫瘍画像ガイド下吸引術（MRIによるもの）：p. 227　（様式38で届出）

2次元コード①

12. その他

【追加情報】MRI検査の点数評価の主な変遷

2006年度から2024年度の診療報酬の変遷を**表4**に示す．2008年度の改定で「心臓MRI撮影加算：300点」が新設された．2014年度の改定で，「画像診断管理加算2：180点」が新設された．2016年度の改定では「乳房MRI撮影加算：100点」が新設された．2018年度の改定では，「小児鎮静下MRI撮影加算：当該撮影の所定点数に100分の80に相当する点数を加算」，「画像診断管理加算3：300点」の新設および，「心臓MRI撮影加算」の増点（300点から400点）になっている．2020年度の改定では，「全身MRI撮影加算：600点」が新設され，2022年度の改定では，「肝エラストグラフィ：600点」が新設された．今回の2024年度改定では，画像診断管理加算が再編された．画像診断管理加算2は，施設基準に変更ないが診療報酬点数が180点から175点に減算になっている．画像診断管理加算3は，施設基準と診療報酬点数はそのまま画像診断管理加算4とに変更になっている．新たに，新規施設基準に基づいて画像診断管理加算3（235点）が設定された．

以上の様に，ここ十数年MRI検査の基本点数には大きな変化はないが，MRI撮影料の加算項目の増加，画像診断管理加算の設定による増点という流れになっている．注目される点は，画像診断管理加算2〜4の届けには，「関連学会が定める指針を遵守し，MRI装置の適切な安全管理を行っていること．」と記載されている点である．この指針とは，日本磁気共鳴医学会と日本医学放射線学会の連名で発出されている「臨床MRI安全運用のための指針：令和4年5月31日改訂」を指している．画像診断管理加算2〜4の届けにおいては，指針に基づいた安全管理体制の構築が必須と考えられる．また，心臓MRI撮影加算や乳房MRI撮影加算などのMRI撮影料の加算算定には，画像診断管理加算2〜4の届け必須になっている．

【追加情報】画像診断管理加算3と4について

画像診断管理加算3と4については，「関連学会の定める指針に基づく夜間および休日の読影体制が整備されていること．」が施設基準になっている．この指針は，日本医学放射線学会が発出した「夜間および休日の画像診断体制に関する指針」を指している（https://www.radiology.jp/member_info/guideline/20240305_02.html）．

日医放・指針

表4　MRI 検査の診療報酬の変遷

診療報酬改定	基本	点	加算	点	画像診断管理加算	点
2024 年度	3T 以上　（共同利用有）	1620	心臓 MRI 撮影加算	400	画像診断管理加算 2	175
	3T 以上　（共同利用無）	1600	乳房 MTI 撮影加算	100	画像診断管理加算 3	235
	1.5T 以上 3T 未満	1330	小児鎮静化 MRI 撮影加算	※1	画像診断管理加算 4	340
	1.5T 未満　900 点	900	頭部 MRI 撮影加算	100		
			全身 MRI 撮影加算	600		
			肝エラストグラフィー加算	600		
	※1：当該撮影の所定点数に 100 分の 80 に相当する点数を加算					
2022 年度	3T 以上　（共同利用有）	1620	心臓 MRI 撮影加算	400	画像診断管理加算 2	180
	3T 以上　（共同利用無）	1600	乳房 MTI 撮影加算	100	画像診断管理加算 3	340
	1.5T 以上 3T 未満	1330	小児鎮静化 MRI 撮影加算	※1		
	1.5T 未満	900	頭部 MRI 撮影加算	100		
			全身 MRI 撮影加算	600		
			肝エラストグラフィー加算	600		
	※1：当該撮影の所定点数に 100 分の 80 に相当する点数を加算					
2020 年度	3T 以上　（共同利用有）	1620	心臓 MRI 撮影加算	400	画像診断管理加算 2	180
	3T 以上　（共同利用無）	1600	乳房 MTI 撮影加算	100	画像診断管理加算 3	300
	1.5T 以上 3T 未満	1330	小児鎮静下 MRI 撮影加算	※1		
	1.5T 未満	900	頭部 MRI 撮影加算	100		
			全身 MRI 撮影加算	600		
	※1：当該撮影の所定点数に 100 分の 80 に相当する点数を加算					
2018 年度	3T 以上　（共同利用有）	1620	心臓 MRI 撮影加算	400	画像診断管理加算 2	180
	3T 以上　（共同利用無）	1600	乳房 MTI 撮影加算	100	画像診断管理加算 3	300
	1.5T 以上 3T 未満	1330	小児鎮静下 MRI 撮影加算	※1		
	1.5T 未満	900	頭部 MRI 撮影加算	100		
	※1：当該撮影の所定点数に 100 分の 80 に相当する点数を加算					
2016 年度	3T 以上　（共同利用有）	1620	心臓 MRI 撮影加算	300	画像診断管理加算 2	180
	3T 以上　（共同利用無）	1600	乳房 MRI 撮影加算	100		
	1.5T 以上 3T 未満	1330				
	1.5T 未満	900				
2014 年度	3T 以上	1600	心臓 MRI 撮影加算	300	画像診断管理加算 2	180
	1.5T 以上 3T 未満	1330				
	1.5T 未満	920				
2012 年度	3T 以上	1400	心臓 MRI 撮影加算	300		
	1.5T 以上 3T 未満	1330				
	1.5T 未満	950				
2010 年度	1.5T 以上	1330	心臓 MRI 撮影加算	300		
	それ以外	1000				
2008 年度	1.5T 以上	1300	心臓 MRI 撮影加算	300		
	それ以外	1080				
2006 年度	1.5T 以上	1230				
	それ以外	1080				

2006 年度から 2024 年度の診療報酬の変遷

【追加情報】

「全身 MRI 撮像指針」と「肝 MR エラストグラフィ撮像・管理指針、細則」について日本磁気共鳴学会の HP（https://www.jsmrm.jp/modules/guideline/index.php?content_id=2）にそれぞれ下記資料が掲載されている．

・全身 MRI 撮像指針について
　全身 MRI 撮像指針
　前立腺癌の骨転移検出のための全身 MRI 撮像の細則
　同意書例
　MRI 安全運用管理および全身 MRI に関する Q&A

・肝 MR エラストグラフィ撮像・管理指針、細則
　肝 MR エラストグラフィ撮像・管理指針
　肝 MR エラストグラフィ撮像・管理の細則
　各社推奨条件
　加算申請用ファイル

日本磁気共鳴学会 HP

12-2．一般社団法人・安全な MRI 検査を考える会の活動状況

　安全な MRI 検査を考える会（https://mri-anzen.or.jp/）は，安全で質の高い MRI 検査を実現するための活動を通して，国民の安全及び健康増進に寄与することを目的に任意団体として 2011 年 7 月に発足した．2014 年 2 月からは，医療施設のための MRI 安全講習 DVD を企画・監修し GROW 社から販売している．2014 年 8 月には，検査担当者のための Q&A レスキューサイト MRI SAFETY FORUM（https://mri-anzen.or.jp/qa/）を開設した．

安全な MRI 検査を考える会

　2015 年 12 月に任意団体から一般社団法人に移行し，現在は「一般社団法人・安全な MRI 検査を考える会」として活動を継続している．一般社団法人化後の主な活動を表 5 にまとめた．

　本会の Web サイトは，「MRI SAFETY FORUM －検査担当者のための Q&A レスキューサイト－」，「MRI 安全ワークショップ」，「Web TV － MRI 安全動画チャンネル－」，「安全教育ツール－ MRI 安全教育支援ツール」の 4 分野で構成されている．

MRI SAFETY FORUM

表5 「一般社団法人・安全な MRI 検査を考える会」としての主な活動記録

年月	活動内容	
2015年12月	任意団体から一般社団法人 安全なMRI検査を考える会へ移行.	
2016年1月	新たに法人WEBサイトを開設. 第一回WebTVシンポジウムを公開.	QRコード
2018年4月	MRI安全講習DVDの販売数1,500セット到達. 法人WEBサイトユーザー数5000人・ページビュー数 15,000/月到達.	
2020年3月	医療施設のためのMRI安全講習DVD 増補改訂版を企画・監修.	
2020年5月	WEBサイトを全面リニューアル. MRI安全動画チャンネルで情報番組をシリーズ化.	
2020年6月	第1回 緊急MRI安全Webワークショップ開催 テーマ：災害対応と吸引事故ーCOVID-19がMRIに及ぼす影響ー 第1部：MRIにおけるCOVID-19感染対策 第2部：MRIの感染対策が引き起こす二次災害	QRコード
2020年11月	第2回 MRI 安全Webワークショップ テーマ：MRIの危機管理ー検査中に巨大地震が起きたらー 第1部：その時、MRI室で何が起きるか？ 第2部：震災対応シミュレーション	QRコード
2021年10月	第3回 MRI 安全Webワークショップ テーマ：体内デバイスとMRI検査ー添付文書は安全を担保するー	QRコード
2022年6月	第4回 MRI 安全Webワークショップ テーマ：トラブルを防ぐための問診を考えるー訴訟社会におけるMRI検査ー	QRコード
2023年1月	第5回 MRI 安全Webワークショップ テーマ：あなたは説明責任を果たしていますか?ー安全なMRI検査は検査説明からー	QRコード

12-2-1. MRI SAFETY FORUM

　MRI SAFETY FORUM は，ユーザ登録者からのさまざまな質問に対する回答が記載されている．質問する場合はユーザ登録が必要であるが閲覧は自由にできる．MRI の安全管理の参考になる情報が，2023 年 12 月 1 日現在 325 件の事例が掲載されている．体内金属，体外金属（装着品），装飾品，添付文書などのカテゴリで質問内容を検索することも可能である（**図 2-a, b**）．

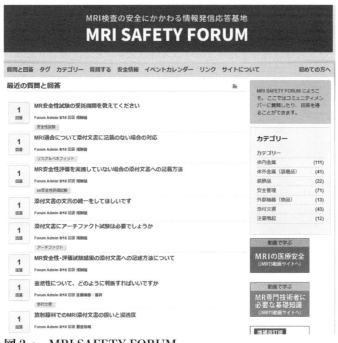

図 2-a　MRI SAFETY FORUM

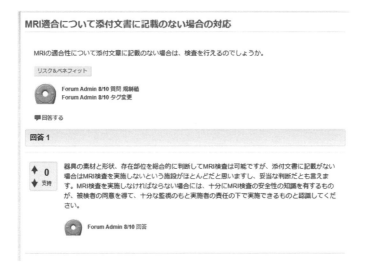

図 2-b　MRI SAFETY FORUM
ユーザー登録（無償）をすることにより質問が可能になる．今までの質問と回答がすべて掲載されている．カテゴリーから検索することも可能である(a)．項目をクリックすることにより，回答を見ることができる(b)．

12-2-2. MRI 安全ワークショップ

過去の Web ワークショップの収録動画の視聴が可能である（図3）. 現在, 視聴にはユーザー登録とパスポートの取得が必要であるが, 2025 年 1 月 1 日より無料で公開予定であり, ユーザー登録のみで視聴可能となる（表5 の 2 次元コードを利用することにより視聴可能である）.

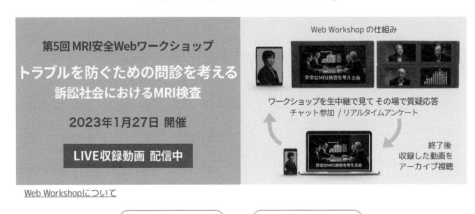

図3　MRI 安全 Web ワークショップ
このページから, ワークショップへの参加登録と収録画像の視聴ができる. 過去 5 回のワークショップを実施している（各ワークショップの内容は**表5**に記載）.

12-2-3．Web TV

MRI の安全教育講座や増毛パウダ，使い捨てカイロなどの発熱，吸引の検証実験の結果などが無償で視聴できる（図4）．

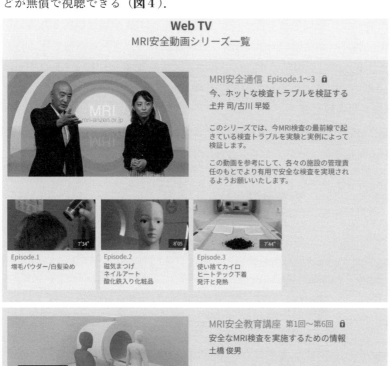
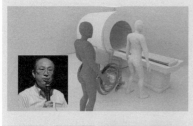

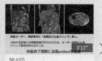
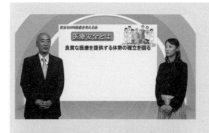

図4　Web TV
現在，3種類のテーマの動画視聴可能になっている．
1. MRI 安全通信：今，ホットな検査トラブルを検証する
2. MRI 安全教育梏：安全な MRI 検査を実施するための情報
3. MRI 医療安全講座：MRI における医療安全について

12-2-4. 安全教育ツール

「医療施設のためのMRI安全講習DVD」と「患者さんとご家族のためのMRI検査説明支援ツール（6ヶ国語対応）」に関する説明及びサンプル動画の視聴が可能である（**図5**）．前者では，「MRI事故を防ぐために（医療従事者のための安全講習）」，「MRI検査を担当される方へ（検査担当者のための安全講習）」，「MRI室へ入る前に（検査以外で入室される方のためのクイック安全講習）」のサンプル動画を視聴できる．後者では，検査説明シート（サンプル）の確認と検査を受ける患者用の説明動画のサンプル（MRI検査とは？，MRI検査を受ける前に，MRI検査バーチャル体験）を視聴できる．

以上のように，MRIの安全管理（安全なMRI検査）に必要な情報が多数掲載されており，日常の検査に役立つMRI安全情報サイトである．今後も定期的に情報の更新を予定している．

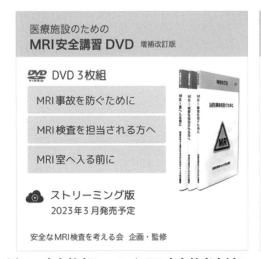
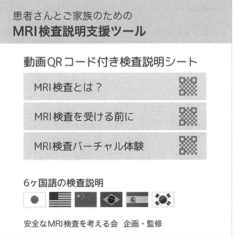

図5 安全教育ツール（MRI安全教育支援ツール）
それぞれをクリックすることにより内容の詳細が表示される．また，サンプル動画も視聴可能となっている．
①医療施設のためのMRI安全講習DVD（増補改訂版）
　https://growlab.co.jp/mridvd/
②患者さんと家族のためのMRI検査説明支援ツール
　https://growlab.co.jp/mriinformed/

【追加情報】検査説明シート

ワークショップ

　安全を考える会で作成した検査説明用紙を基に，矢部らが考案した「MRI検査説明／問診表」が安全を考える会の「第5回MRI安全Webワークショップ」内に掲載されている（https://mri-anzen.or.jp/archive2023-jan/）．「資料のダウンロード（一番下）」から，パワーポイント版がダウンロード可能になっている．

　各施設で，自施設用にカスタマイズして使用することができる．

12．その他

12-3-1．条件付き MRI 対応人工内耳装用者の MRI 検査に関するアンケート調査結果

1．はじめに

人工内耳装用者の団体である，「特定非営利活動法人・人工聴覚情報学会」の代表理事の方から，条件付き MRI 対応人工内耳装用者の MRI 検査に関して，断られることが少なくないとの現状を訴える声が届いた．そのような現状を踏まえて，各施設の条件付き MRI 対応人工内耳装用者の MRI 検査対応に関するアンケート調査を実施したので，その結果を報告する．

2．アンケート調査方法

アンケート調査に関する趣旨を説明し，同意が得られた各地域の MRI 研究会を中心にアンケート調査を依頼した．アンケート調査方法は，Google Forms を用いて行った．アンケートの記載内容は以下のとおりである．

（1）施設規模（病床数）
（2）施設内の MRI 設置台数
（3）自施設で人工内耳の埋め込みを実施しているか
（4）条件付き MRI 対応人工内耳装用者の MRI 検査実施の有無
（5）MRI 検査を行ったことがない理由
（6）今後，条件付き MRI 対応人工内耳装用者の検査を依頼された場合の対応
（7）検査を実施した静磁場強度
（8）条件付き MRI 対応人工内耳装用者の MRI 検査の頻度
（9）MRI 検査を実施するうえでの条件
（10）前処置の有無
（11）前処置（弾性包帯での固定など）の実施者の職種
（12）不具合事象の有無

内容は，さらに詳細に分かれている．

なお，アンケート（4）の条件付き MRI 対応人工内耳装用者の MRI 検査実施の有無で，検査を実施したことがないと回答した施設は，アンケートの（5）と（6）を回答し終了とした．検査を実施したことがあると回答した施設は，（7）以降を回答してもらった．

3．結果

アンケート回答施設数は 102 施設である．今回のアンケート調査では，各施設の診療放射線技師数や日本磁気共鳴専門技術者数の有無に関しては調査していない．

3-1．施設規模（病床数）

病床無が 4 施設，199 床以下が 12 施設，200 ～ 499 床が 41 施設，500 ～ 999 床が 34 施設，1000 床以上が 11 施設であった（**図 6**）．

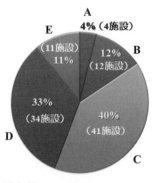

図6　施設規模
A：病床無
B：199床以下
C：200〜499床
D：500〜999床
E：1000床以上

3-2. 施設内のMRI設置台数

施設内に設置されているMRI装置の台数に関しては，1台が25施設，2台が34施設，3台15施設，4台が6施設，5台以上が22施設であった（**図7**）．

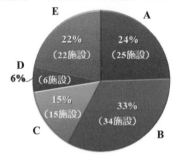

図7　設置台数
A：1台
B：2台
C：3台
D：4台
E：5台以上

3-3. 自施設での人工内耳の埋め込み

自施設で人工内耳の埋め込み手術を実施している施設が20施設，実施していない施設が69施設，実施しているかが不明との回答が13施設であった（**図8**）．

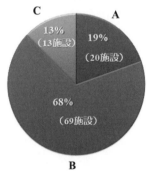

図8　自施設で人工内耳の埋め込みを実施していますか
A：実施している
B：実施していない
C：不明

3-4. 条件付きMRI対応人工内耳装用者のMRI検査実施の有無

条件付きMRI対応人工内耳装用者のMRI検査を実施したことがある施設は29施設であった．73施設は，一度もMRI検査を実施したことがなかった（**図9**）．

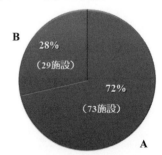

図9　条件付きMRI対応人工内耳装用者のMRI検査実施について
A：検査を実施したことがない
B：検査を実施したことがある

3-5. MRI 検査を行ったことがない理由

条件付き MRI 対応人工内耳装用者の MRI 検査を実施したことがない理由としては,「条件付き MRI 対応人工内耳装用者の検査を依頼されたことがない」が 50 施設,「検査を依頼されたことはあるが,対応方法が分からず検査を断った」が 3 施設,「人工内耳は,条件付き MRI 対応でも検査は実施しない方針」が 14 施設,「その他」が 6 施設であった(図 10).その他の回答内容に関しては,表 6 に示した.

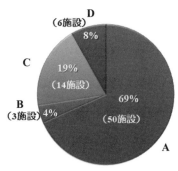

図 10　MRI 検査を行ったことがない理由
A：条件付き MRI 対応人工内耳装用者の検査を依頼されたことがない
B：検査を依頼されたことはあるが,対応方法が分からず検査を断った
C：人工内耳は,条件付き MRI 対応でも検査は実施しない方針
D：その他

表 6　MRI 検査を行ったことがない理由（その他の記載）

検査マニュアルが整備されていない.
耳鼻科の医師が常勤医でないことで緊急対応ができない.
条件付き MR 対応であったが,技師に問い合わせなく人工内耳装用者ということで別の検査に変更されていたことがある.
過去 1 件検査依頼を受けたが外科的前処置が必要だった.
過去 1 件検査依頼を受けたが外科的前処置が必要だったため中止となった.
循環器デバイスであれば,循環器内科医師が確認,許可,検査立ち会い等の対応をしてくれているが,人工内耳に関しては,そのような体制が構築されていない.また検査実施するとして,弾性包帯を頭部に巻く作業を誰が行うのか等,責任の所在が明確ではない.

3-6. 今後,条件付き MRI 対応人工内耳装用者の検査を依頼された場合の対応（複数選択可）

MRI 検査を行ったことがない施設に対して,今後条件付き MRI 対応人工内耳装用者の MRI 検査を依頼されたときの対応を尋ねたところ,「検査を実施する」が 11 件,「放射線科医師と相談して判断する」が 46 件,「製造販売会社に問い合わせて判断する」が 22 件,「添付文書を確認して判断する」が 48 件で,「検査を断る」は 15 件であった(図 11).

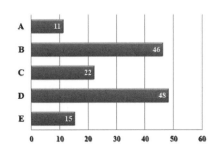

図 11　今後,条件付き MRI 対応人工内耳装用者の検査を依頼された場合の対応
A：検査を実施する
B：放射線科医と相談して判断する
C：製造販売会社に問い合わせて判断する
D：添付文書を確認して判断する
E：検査を断る

3-7. 検査を実施した静磁場強度（複数選択可）

条件付き MRI 対応人工内耳装用者の MRI 検査を実施した静磁場強度に関しては，1.5T 未満が 2 件，1.5T が 29 件，3.0T が 4 件であった（**図 12**）．

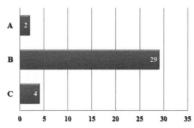

図 12　検査を実施した静磁場強度
A：1.5T 未満
B：1.5T
C：3.0T

3-8. 条件付き MRI 対応人工内耳装用者の MRI 検査の頻度

条件付き MRI 対応人工内耳装用者の MRI 検査の頻度に関しては，「週に数件」及び「月に数件」は 0 であった．「年に数件」が 20 施設，「その他」が 9 施設であった（**図 13**）．

その他の回答を見ても，今までに 2 件しか実施したことがない，数年に 1 回程度，過去に 1 度だけ，年に 1 回以下，10 年に 1 度程度など，検査の頻度は非常に少なかった．

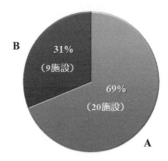

図 13　条件付き MRI 対応人工内耳装用者の MRI 検査の頻度
A：年に数件
B：その他

3-9. MRI 検査を実施する上での条件

MRI 検査を行う上での条件については，「特になし」が 15 施設，「自施設で埋め込んだ条件付き MRI 対応人工内耳装用者のみ検査を実施する」が 2 施設，「その他」が 12 施設であった（**図 14**）．

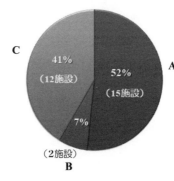

図 14　MRI 検査を実施する上での条件などはありますか
A：特になし
B：自施設で埋め込んだ条件付き MRI 対応人工内耳装用者のみ検査を実施する
C：その他

その他に回答された内容を**表 7**に示す．

12. その他

表7　MRI検査を実施する上での条件などはありますか（その他の記載）

MRI前に耳鼻科での診察を行い，耳鼻科医が検査可能と判断すれば検査を行う．他院での埋込みでも，デバイスに関する情報が十分で検査可能となれば検査を行う．
以前，1.5Tで規定通りに対応したがインプラントの磁石が変動した事例を経験した以後，当院では■■■■■の■■■■■以外は施行しておりません．
安全性の確認，包帯の処置等を耳鼻咽頭科が行うことになっているため，自施設で埋め込んだというより，自施設で管理していれば可としている．
検査依頼医が耳鼻科専門医へコンサルト，検査当日は耳鼻科医が検査時の対応をする．
メーカー立ち会いで包帯で固定して施行
対応機種かどうかを，耳鼻科医師がしっかり把握をした上で，検査依頼
耳鼻科が窓口になり全ての条件付きMRI対応人工内耳装着者に対して確認，対応している．
耳鼻科医師による確認で条件を満たしているデバイスであれば，当院のフローに沿って実施する．
耳鼻科外来受診し注意事項の説明を受ける（トラブル回避のため）．
耳鼻科医師，言語聴覚士が同伴，管理の下，適切な処置を施して検査を施行する．
耳鼻科で確認後，MRI検査施行
依頼医師が対応であることを確認し前処置を施行すること

3-10．前処置の有無（複数選択可）

「前処置が必要ない機種もしくは前処置が必要ない静磁場強度だったので前処置無」が5件，「弾性包帯で固定するなどの前処置を実施した」が27件であった（**図15**）．

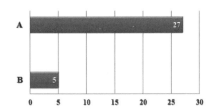

図15　前処置の有無
A：弾性包帯で固定するなどの前処置を実施した
B：前処置が必要ない機種もしくは前処置が必要ない静磁場強度だったので前処置無

3-11．前処置（弾性包帯での固定など）の実施者の職種（複数選択可）

「耳鼻科の医師」が17件，「耳鼻科の看護師」が3件，「放射線科の医師」が0件，「放射線科の看護師」が3件，「MRI検査担当者（診療放射線技師）」が4件，「その他」が7件であった（**図16**）．

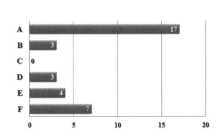

図16　前処置（弾性包帯での固定など）の実施者の職種
A：耳鼻科の医師
B：耳鼻科の看護師
C：放射線科の医師
D：放射線科の看護師
E：MRI検査担当者（診療放射線技師）
F：その他

その他の回答内容としては，「依頼科の医師が実施」が3件，「メーカの担当者」が1件であった．また，検査依頼医師，人工内耳メーカー，診療放射線技師が共同で行うとの回答もあった．

3-12. 不具合事象の有無（複数選択可）

「特になし」が17件，「痛みや発熱の訴え（検査は続行可能であった）」が7件，「痛みや発熱の訴え（検査を中止した）」が11件，「磁石の反転」が3件，「その他」が4件であった（**図17**）．その他に回答した内容は表8に示した．

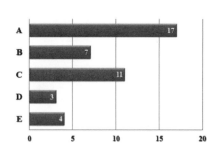

図17　不具合事象
A：特になし
B：痛みや発熱の訴え（検査は続行可能であった）
C：痛みや発熱の訴え（検査を中止した）
D：磁石の反転
E：その他

表8　不具合事象（その他の記載）

MRによるものではなく，包帯で抑えられている痛みというか違和感
カードと弾性包帯で固定していたが，痛みを訴え検査中止，確認したところ頭皮が盛り上がっており，透視で確認したところホルダーから外れていることが確認された．
若干の違和感の訴えはありました．

4．考察

今回のアンケート調査では，回答施設（102施設）の28%（29施設）で，条件付きMRI対応人工内耳装用者のMRI検査を実施していた．施設基準や認定施設制度がないにも関わらず，1/4程度のMRI検査実施であり，多くの施設でMRI検査を実施しているとはいえない状況であった．自施設で人工内耳の埋め込みを実施している施設は，20.4%（20施設）であった．この20施設だけを見ると，MRI検査を実施していない施設は1施設のみであった．一方，自施設で人工内耳の埋め込みを実施していない施設及び不明と回答があった施設では，それぞれMRI検査を実施している施設は6施設（6/69），2施設（2/13）のみであった．条件付きMRI対応人工内耳装用者のMRI検査の実施に関しては，自施設で人工内耳を埋め込む手術を行っているか否かで，検査の実施率が大きく異なっていた．

MRI検査を実施したことがない施設に関して，その理由を聞いた設問では，「条件付きMRI対応人工内耳装用者の検査を依頼されたことがない」が圧倒的に多く，MRI検査を実施したことがない施設の69%（50施設）を占めていた．これは，MRI検査の依頼があればMRI検査を実施する可能性があると考えられる．一方で，「検査を依頼されたことはあるが，具体的な対応方法が分からず，検査を断った」や「人工内耳は，条件付きMRI対応でも検査は実施しない方針」との回答もそれぞれ4%（3施設），19%（14施設）あった．これらの回答から，MRI検査についての対応方法が広く周知されていない可能性が示唆された．併せて，MRI検査後のトラブル防止の観点から，MRI検査を実施していない可能性も考えられる．

これらの施設に，検査が依頼された場合の対応を聞いた設問（複数選択有）では，「検査を実施する」との回答が10件あった．また，「放射線科医師と相談して判断する」，「製造販売会社に問い合わせて判断する」，「添付文書を確認して判断する」と，MRI検査に前向きととら

えられる回答が多かった．一方では，「MRI 検査を断る」との回答も 15 件あった．今回のアンケート調査では，MRI 検査を断る理由までは調査していないが，施設基準や認定施設制度がないため，検査の安全性が担保できるかが不安になり，MRI 検査の実施をためらっている可能性もあるのではないかと考えられる．表 6 に示したその他の意見でも，条件付き MRI 対応人工内耳の検査対応の正確な情報が伝わっていない可能性が読み取れる．

心臓ペースメーカや ICD 等の条件付き MRI 対応不整脈治療デバイスは，年間数万例の埋め込みが実施され，登録施設での MRI 検査がかなり実施されている．一方で，条件付き MRI 対応人工内耳は厚生労働省のデータによると，平成 31 年度（2019 年度）時点で 1,410 件となっている．検査を依頼されることが少ない理由としては，埋め込みが少ないことも原因の一つと考えられる．

MRI 検査を実施した MRI 装置の静磁場強度に関しては，1.5T 装置での MRI 検査が 29 件，1.5T 未満での MRI 検査が 2 件であった．3.0T での MRI 検査実施も 4 件あった．条件付き MRI 対応人工内耳の機種や MRI 装置の静磁場強度により，弾性包帯による固定の有無や撮像条件が異なるため注意が必要である．特に，3T 装置で検査をする場合，「外科的処置によってインプラントから磁石を取り外す」か「マグネットを取り外し，ダミーマグネットに置き換える」ことが MRI 検査の条件になっている機種も存在するため添付文書などを確認し，適切に対応する必要がある．

条件付き MRI 対応人工内耳装用者の MRI 検査の頻度に関しては，「週に数件」，「月に数件」の頻度で実施している施設は 1 施設もなかった．「年に数件」が 20 施設で，その他が 9 施設であった．その他の回答でも，今までに 2 例のみ，数年に 1 回程度，数年前に 1 回実施しただけ等の回答であった．条件付き MRI 対応人工内耳装用者の MRI 検査を実施している施設が少なく，MRI 検査を依頼されることも少ない現状が，条件付き MRI 対応人工内耳に関する正確な情報が広く周知されないことに繋がっているのではないかと考える．

MRI 検査を実施するうえでの条件に関しては，「特になし」が 52％（15 施設）であり，自施設で埋め込んだ条件付き MRI 対応人工内耳装用者のみ MRI 検査を実施するが 7％（2 施設）であった．その他の回答内容では表 7 に示したとおりであるが，耳鼻科での診察や耳鼻科の確認を条件としている施設が多かった．

前処置が必要ない機種もしくは前処置が必要ない静磁場強度だったので，前処置をせずに実施が 5 件，弾性包帯で固定するなどの前処置を実施が 27 件であった．この前処置の実施では，耳鼻科の医師による実施が一番多く 17 件であった．MRI 検査担当者である診療放射線技師の実施は 4 件だけであった．MRI 検査を依頼した依頼科の医師やメーカとの回答もあった．MRI 検査を依頼した依頼科の医師，人工内耳メーカの担当者，MRI 検査担当者である診療放射線技師が共同で行うとの回答もあった．

条件付き MRI 対応人工内耳の添付文書を見ると，弾性包帯による固定に関しては実施者の職種に関する記載はない．そのため，検査担当者である診療放射線技師が実施している施設が多いと予想していたが，予想に反して，耳鼻科医師による実施が多かった．その理由として，磁石の反転などの不具合防止のため，耳鼻科医師による対応が多いと推察する．

不具合事例に関する回答では，「痛みや発熱の訴え（検査は続行可能であった）」が 7 件，「痛

みや発熱の訴え（検査を中止した）」が11件,「磁石の反転」の3件あった．その他として,「磁石がホルダーから外れた」との回答もあった．今回のアンケートでは，検査件数がどの程度でこのような件数になったかは不明である．しかしながら，各施設の検査の頻度が年に数件程度であることから考えて，決して少ない件数とは言えないと考える．

　条件付きMRI対応人工内耳装用者のMRI検査の潜在的なリスクとしては,「インプラント内蔵磁石とMR装置の静磁場によって生じるトルク・変位力により，インプラントが動く（浮き上がる）ことによる痛み，組織の損傷が挙げられる．人工内耳の筐体とコイル部が一体となっているシステムや筐体とコイル部分が分離されているシステムがある．さらに，磁石の周りを強化リングで覆うなど，製品により構造が異なり，MRI検査での影響にも差が出るものと考えられる．皮下のシリコンポケット内の磁石が移動してしまった事例[1]，磁石の反転という事例も報告されている[2,3]．後者の現象は，一度インプラントの内蔵磁石がインプラントの外に出て，180度回転して固定される現象である．このような場合には，①手術によりインプラントの磁石を反転・交換，②体外機器の磁石を交換（磁性の反転した磁石がある）することになる．**参考文献2**の中でも，体外器機用磁石の極性を変えた物を特注して対応した事などが書かれている．したがって，必ずしも人工内耳の再植込みが必要になることはないようであるが，特注で時間がかかることと，現状でも同様な対応が可能かは不明なので，磁石の反転は防止する必要がある．この磁石の反転を防止している装置も出ているようである．磁石の脱出を防ぐように形状を工夫した機種，磁石の脱出方向を側頭骨側にすることにより，インプラントを持ち上げるほどの強い力が加わらなければ，磁石の反転が起きない機種などがある．磁石の脱出方向が皮膚側であると，反転するリスクは高いようである．条件付きMRI対応人工内耳の構造により，発生する可能性があるリスク及びその大きさが異なることも考えられる．装用している機種（添付文書上の販売名）の確認と，装置ごとの構造及びリスクを把握してMRI検査を実施することが重要と思われるが，検査現場でそこまで対応するのは，現状では難しいことである．

　不具合事例に関しては，決して少なくないことが今回のアンケート調査から判明した．磁石の反転は，外科的な対応が必要になる場合もある．

　条件付きMRI対応人工内耳装用者の検査は，施設基準や認定施設制度もなく，添付文書に記載されている前処置と撮像条件を遵守すれば，基本的にはどの施設でもMRI検査を実施できると解釈できる．しかしながら，**参考文献1〜3**の報告や，今回のアンケート調査からもわかるように，磁石の反転などのインシデント・アクシデントも発生している．添付文書の記載内容に沿ってMRI検査を実施しても磁石の反転，磁石の異動，発熱や痛みによる検査続行不可能事例などが少なくないことを認識してMRI検査を進める必要がある．磁石の反転，磁石の移動，発熱や痛みによる検査続行不可能事例などを防止するためには，耳鼻科医師による確実な前処置が必要と考えられる．2016年には，条件付きMRI対応人工内耳の安全性に関する検証が報告されている．吸引力試験，トルク試験，磁石の減磁試験などが行われており，MRI検査を実施する際の参考になるので参照していただきたい[4]．

　大学病院に在職していた際には，弾性包帯だけでなく**図18**に示したスポンジ状の材料を加工した固定具を併用して，確実に固定されるような工夫をしていた．弾性包帯は，この固定具

参考文献1

参考文献2

参考文献3

参考文献4

の上から巻くようにし，横方向だけでなく縦方向にも巻いている．磁石反転や移動を防止する観点から，このような固定方法についても一考する必要がある．

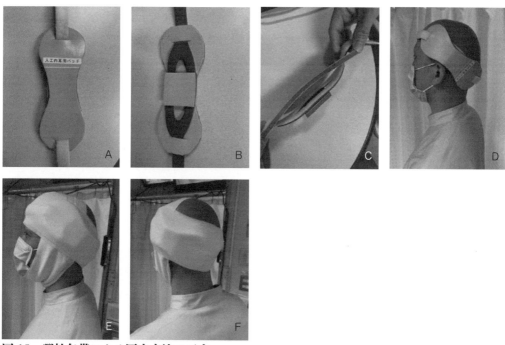

図18 弾性包帯による固定方法の工夫
A：固定具正面　　　　B：固定具裏面　　　　C：固定具側面
D：固定具を人工内耳が植え込まれている部分に合わせて装着した状態
E：固定具の上から弾性包帯を巻いた状態（側面）　F：固定具の上から弾性包帯を巻いた状態（裏面）
　弾性包帯だけでなくスポンジ状の材料を加工した固定具を併用して，確実に固定されるような工夫をしている．弾性包帯は，添付文書に記載がある横方向だけではなく，縦方向にも巻いている．（画像提供：日本医科大学付属病院放射線科MRI室）
※ INNERVISION, 38（6），2023. 50頁の図3から一部改編して引用．

5．おわりに

　条件付きMRI対応人工内耳装用者の訴えに対して，MRI検査現場の現状を把握するためにアンケート調査を行った．患者は，MRI検査が可能な人工内耳を埋め込んだのにも関わらず，埋め込んだ施設外でMRI検査が実施できないことに不信感を募らせているようである．今回のアンケートで判明したことは，実際にMRI検査を実施したことがある施設が少ないということである．これは，条件付きMRI対応人工内耳装用者のMRI検査の依頼自体が少ないことが大きな原因と考えられた．MRI検査の依頼があれば，MRI検査の実施もしくは放射線科医と検討するとの回答が少なくないこともわかった．一方では，条件付きMRI対応人工内耳装用者のMRI検査は断るとの回答もあった．患者の要望通りに，多くの施設で安全にMRI検査を実施できるようにするためには，条件付きMRI対応ペースメーカやICDなどの条件付きMRI対応不整脈治療デバイスのような取り組みが必要となる．MRI検査を実施している施設

でも，年間の実施件数は数件程度であり，多くの MRI 検査現場に正確な情報が届いていない可能性もある．患者の団体，人工内耳を担当している耳鼻科医師，放射線科医師，メーカ及び検査担当者間で，安全な MRI 検査に向けた検討を行うことを提案したい．

　今回のアンケート調査は，各地域の MR 研究会や勉強会を中心に依頼した．そのため，研究などへ積極的に参加している施設からの回答が多い可能性はある．広くアンケート調査を実施した場合には，MRI 検査を実施したことがない施設や，MRI 検査を実施しない施設の割合が増加する可能性はあると考えられるが，現在まで，条件付き MRI 対応人工内耳装用者の MRI 検査実施に関する調査はなく，今後の参考となるデータとして活用していただければ幸いである．

　今回のアンケート結果から，条件付き MRI 対応人工内耳装用者が，多くの施設において，安全に MRI 検査を受けることができるようにするための，何らかの方策を講じていくことが喫緊の課題であると考える．

　なお，現状で人工聴覚器（人工内耳、人工中耳、骨導インプラント）と記載することが多いが，今回のアンケートでは「人工内耳」として調査したため「人工内耳」と記載している．

【参考文献】

1. 金沢　勉：2）MRI 対応人工内耳への対応と課題．INNERVISION，29(6)，48 〜 49，2014．https://www.innervision.co.jp/ressources/pdf/innervision2014/iv201406_048.pdf
2. 片岡祐子，内藤智之，假谷　伸，他：MRI 検査後に人工内耳インプラント磁石の反転を来した 2 症例．日耳鼻，120，727 〜 732，2017．https://www.jstage.jst.go.jp/article/jibiinkoka/120/5/120_727/_pdf/-char/ja
3. 窪田　和，泉　修司，本間悠介，他：MRI 撮影後に人工内耳体内磁石の逆転を生じた 1 症例．Audiology Japan，57 (5)，325 〜 326，2014．https://www.jstage.jst.go.jp/article/audiology/57/5/57_325/_pdf/-char/ja
4. 高橋大輔，小倉明夫，林　則夫，他：1.5T MR 装置における条件付き MRI 対応人工内耳の安全性に関する検証．日放技学誌，72 (8)，674 〜 680，2016．https://www.jstage.jst.go.jp/article/jjrt/72/8/72_2016_JSRT_72.8.674/_pdf/-char/ja

12. その他

12-3-2. ステント，クリップや整形外科用金属等の電源を有しない受動型埋込医療機器（passive implant）の添付文書に関するアンケート調査結果

1. はじめに

添付文書（package insert）は，医療行為を行う上での重要な公的文書である．MRI検査においては，添付文書に記載されている諸条件（使用コイル，SARの制限値，適応静磁場強度，患者体位など）を遵守し，この条件を逸脱する場合や記載がない項目に関しては，リスクを考慮する必要がある．体内に埋め込まれた医療機器（IMD: Implantable Medical Device）がある患者の検査の安全を担保するためには，添付文書に記載されている情報の確認と正しい解釈が必要である．設定値の判断が難しい場合は，「すべての条件を満たす安全側の数値」で対応せざるを得ないのが現状である．さらに，試験により安全に検査できることが確かめられているSAR（発熱）や静磁場強度以外に，結果を外挿して対応することは基本的には不可と考えられる．

今回，医療機器のMR安全性情報の添付文書記載に関するセミナー（植込み型医療機器等のMR安全性にかかる対応について『添付文書はどうあるべきか』）が開催される．MRI検査を担当する診療放射線技師の立場から，記載方法の問題点や要望などを述べるため，ステント，クリップや整形外科用金属等の電源を有しない受動型埋込医療機器（passive implant）の添付文書に関するアンケート調査を実施したので，その結果を報告する．

2. アンケート調査方法及び内容

アンケート調査に関する趣旨を説明し，同意が得られた各地域のMRI研究会及び私立医科大学技師長会などにアンケート調査を依頼した．本アンケート調査は，Google Formsを用いて行った．アンケートの記載内容は，(1) 施設内のMRI設置台数，(2) 保有しているMRI装置の静磁場強度，(3) 添付文書に「静磁場強度，1.5T・3.0T」との記載がある場合，対応している静磁場強度をどのように解釈しているか，(4) 添付文書に全身SARの値（1.0W/kg以下や2.0W/kg以下など）のみ記載があり，頭部SARの記載がないIMDが体内に存在する場合，頭部検査時のSARはどのように管理しているか，(5) 添付文書に撮像時間に関して「最大全身平均比吸収率（SAR）：2.0W/kg未満で15分以下のMRIスキャン」と記載されていた場合，撮像時間はどのように解釈しているか，(6) 添付文書に記載されているMRIの条件で，「静磁場と空間磁場勾配の積」，「発生磁場強度」または「製品の磁場と空間磁場勾配電磁場」という名称で，「$50T^2/m$」以下などと記載されている場合がある．この数値に関して，どのような値か知っているか，(7) 添付文書内のMRIの撮像条件に関する記載に関しての要望や意見，(8) ステントや整形外科用金属など，体内にIMDが存在する場合の撮像条件の設定について，の8項目である．

3. 結果

回答施設数は134施設である．今回のアンケート調査では，各施設の診療放射線技師数や日本磁気共鳴専門技術者数の有無に関しては調査していない．

3-1. 施設内のMRI設置台数

施設内に設置されているMRI装置の台数に関しては，1台が51施設(38%)，2台が38施設(28%)，3台18施設（13%），4台が10施設（8%），5台以上が17施設（13%）であった（**図19**）．

3-2. 保有している装置の静磁場強度

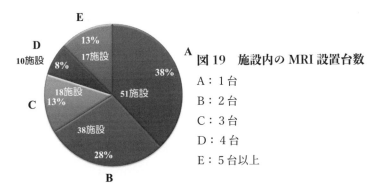

図 19　施設内の MRI 設置台数
A：1 台
B：2 台
C：3 台
D：4 台
E：5 台以上

　回答施設が保有している静磁場強度別 MRI 装置の設置台数は，3.0T 装置が 86 台，1.5T 装置が 125 台，1.5T 未満の装置が 1 台であった（**図 20**）．

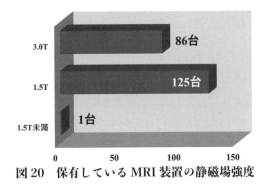

図 20　保有している MRI 装置の静磁場強度

3-3．添付文書に「静磁場強度，1.5T・3.0T」との記載がある場合，対応している静磁場強度をどのように解釈して対応しているか

　「1.5T 未満の MRI 装置での検査は可能と判断する」が 19 施設（14%），「1.5T もしくは 3.0T の MRI 装置のみが検査可能と判断する」が 115 施設（86%）であった（**図 21**）．

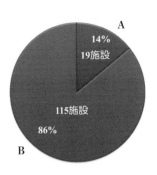

図 21　添付文書に「静磁場強度，1.5T・3.0T」との記載がある場合，対応している静磁場強度をどのように解釈して対応しているか．
A：1.5T 未満の MRI 装置での検査は可能と判断する
B：1.5T もしくは 3.0T の MRI 装置のみが検査可能と判断する

3-4．添付文書に全身 SAR の値（1.0W/kg 以下や 2.0W/kg 以下など）のみ記載があり，頭部 SAR の記載がない IMD が体内に存在する場合，頭部検査時の SAR はどのように管理しているか

　「頭部の通常操作モード（3.2W/kg）で検査を実施」が 70 施設（52%），「記載されている全身 SAR を超えないように撮像条件を管理して検査を実施」が 60 施設（45），「その他」4 施設（3%）であった（**図 22**）．その他の記載内容に関しては，**表 9** に示した．

12. その他

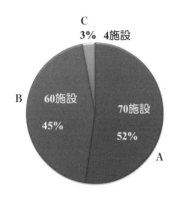

図22 添付文書に全身SARの値（1.0W/kg以下や2.0W/kg以下など）のみ記載があり，頭部SARの記載がないインプラントが体内に存在する場合，頭部検査時のSARはどのように管理しているか．
A：頭部の通常モード（3.2W/kg）で検査を実施．
B：記載されている全身SARを超えないように撮像条件を管理して検査を実施．
C：その他

表9　その他の記載内容

装置に記載されたSARを確認の上，必要であれば下げた条件に変更している．
特別な対応なし．
1.5Tでの検査に想定し，通常操作モードで施行している（SAR上限値は考慮いていない）．
SAR管理やB1モード，検査装置それぞれの特性を配慮して対応している．若手の技師に上級技師に報告して対応をするように指導している．MRI対応スタッフにMRI非対応金属の情報提供を行っている．チェックリストを作成するなど管理が必要と考えている．

3-5．添付文書に撮影時間に関して「最大全身平均比吸収率（SAR）：2.0W/kg 未満で15分以下のMRIスキャン」と記載されていた場合，撮像時間はどのように解釈しているか

「1スキャンの撮像時間が15分以内と解釈し，15分未満のスキャンであれば回数に制限がないと判断する」が40施設（30%），「1検査のトータルのスキャン時間が15分以下と判断する」は，94施設（70%）であった（**図23**）．

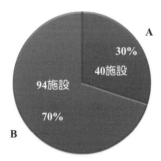

図23 添付文書に撮影時間に関して「最大全身平均比吸収率（SAR）：2.0W/kg 未満で15分以下のMRIスキャン」と記載されていた場合，撮像時間はどのように解釈しているか．
A：1スキャンの撮像時間が15分以内と解釈し，15分未満のスキャンであれば回数に制限がないと判断する．
B：1検査のトータルのスキャン時間が15分以下と判断する．

3-6．添付文書に記載されているMRIの条件で，「静磁場と空間磁場勾配の積」，「発生磁場強度」または「製品の磁場と空間磁場勾配電磁場」という名称で，「$50T^2/m$」以下などと記載されている場合がある．この数値に関して，どのような値か知っているか

数値を知っていて検査の条件として考慮したことがある施設が47施設（35%），数値は知っているが検査の条件として考慮したことはない施設が46施設（34%），数値を知らないと回答した施設が41施設（31%）であった（**図24**）．

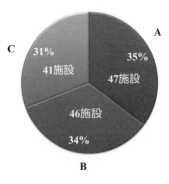

図24 添付文書に記載されているMRIの条件で,「静磁場と空間磁場勾配の積」,「発生磁場強度」または「製品の磁場と空間磁場勾配電磁場」という名称で,「$50T^2/m$」以下などと記載されている場合がある.この数値に関して,どのような値か知っているか.
A:知っている(検査の条件として考慮したことがある).
B:知っている(検査の条件として考慮したことはない).
C:知らない.

3-7. 添付文書内のMRIの撮像条件に関する記載に関しての要望や意見

　撮像条件に関する要望や多かった意見としては,用語と記載方法の統一であった.スキャン時間に関しては,1スキャンの時間か1検査のトータルスキャンの時間かが分かりやすい明確な記載を望む意見も多かった.

3-8. ステントや整形外科用金属など,体内にIMDが存在する場合の撮像条件の設定について

　必ず添付文書でMRIの撮像条件を確認している施設が14施設（11%）,製品の名称（添付文書上の販売名）が分かれば添付文書を確認するが,分からない場合は通常操作モードで検査を実施している施設が62施設（46%）,体内にIMDが存在している場合は,すべて通常操作モードで検査を実施している施設が34施設（25%）,その他が24施設（18%）であった（**図25**）.その他の記載内容に関しては,**表10**に示した.

表10 その他の記載内容

特殊なインプラントは添付文章で確認後,対処,一般的なインプラント埋め込みの撮像は通常操作モードで行っている.
可能な限り1.5T装置で対応.
基本添付文書で確認をするようにしているが,他担当医及び患者からの情報（過去のMRI施行,他院からの情報など）を参考に検査を行っている.その場合,患者に承諾を得た上で通常操作モードで撮像を行っている.
不明なものは検査を行わない.
撮像範囲内に体内インプラントが存在するか否かで撮像条件を変更したりする.
電子デバイスのみ撮影条件の変更を行っていない.
頭部の検査で頭部に体内インプラントがある場合には通常操作モードを使用している.体幹部の検査では,体内インプラントがあっても第一次水準管理操作モードを使用している.
当院で手術しているものに対しては,定期的に添付文書を取り寄せて確認をしている.他院で手術したものについては,選択肢2の方法（全て通常操作モード）にて行っている.
添付文書に記載があれば,記載条件で実施,整形デバイスなど添付文書に記載がないデバイスは通常操作モードにて実施.
ペースメーカー以外はfirst levelで撮像している.
医師の責任のもと材質などを確認して,患者了承で患者状態を確認しながら検査実施.
条件の変更はしていない.

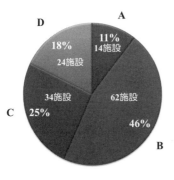

図25 ステントや整形外科用金属など，体内インプラントが存在する場合の撮像条件の設定について．

A：必ず添付文書でMRIの撮像条件を確認する．
B：製品の名称（添付文書上の販売名）が分かれば添付文書を確認するが，分からない場合は通常操作モードで検査を実施する．
C：体内インプラントが存在している場合は，すべて通常操作モードで検査を実施している．
D：その他．

4．考察

最も基本となるMRI装置の静磁場強度の記載方法が添付文書によりまちまちである．「1.5T及び3.0T」，「3.0T」，「1.5T及び3.0T以下」，「1.5T及び3.0Tのみ」，「1.5Tまたは3Tの静磁場を有するMRI機器であること」などの記載がある．「のみ」，「以下」などの記載であればMRI検査が可能な静磁場強度は明確であるが，「1.5T及び3.0T」や「3.0T」と記載がある場合，記載されている静磁場強度以下で対応可能かの判断に迷うことがある．製造販売会社に確認したところ，表11に示す回答があった．aとbのステントでは，添付文書に記載されている静磁場強度未満であれば検査可能と回答であったが，実際に試験しているかどうか，あるいは試験内容をメーカの回答者が理解しているかが回答の信頼性と解釈の妥当性を決めると考えられる．静磁場強度が低い場合は，確実に影響が小さくなるのはトルクのみである．静磁場強度の勾配（空間磁場勾配）は，装置によっては3.0Tよりも1.5Tで大きい場合もある．磁場による変位力（吸引力）は，「静磁場強度」×「空間磁場勾配」で決まるので，静磁場強度だけで吸引力の強弱が判断できない．試験により，安全に検査できることが確かめられている静磁場強度以外に，結果を外挿して対応することは基本的に不可であると考える．

表11 製造販売会社の回答

	静磁場強度に関する記載内容	回答
a	静磁場強度：3T	数値未満での検査は可能です．
b	静磁場が3テスラまたは1.5テスラ	数値未満での検査は可能です．
c	静磁場1.5または3.0T	1.5または3.0T以外のMRIシステムについては評価されておりません．しかしながら，最終的な診断機器の決定は，患者に応じた医師の裁量によるものと考えています（0.3T，1.0Tを使用する場合など）．

同様な記載方法であっても，a，b社とc社の回答内容は異なっていた．

添付文書に「静磁場強度，1.5T・3.0T」との記載がある場合，対応している静磁場強度をどのように解釈して対応しているか」の問いに関して，「1.5T未満のMRI装置での検査は可能と判断する」が，19施設（14％）であった．「1.5Tもしくは3.0TのMRI装置のみが検査可能と判断する」が，115施設（86％）であった（図21）．施設によって，検査が可能な静磁場

強度の解釈が異なっていた．この結果から，「○○T のみ」，「○○T 以下」や「対応静磁場強度は，○○T，○○T 及び ○○T であること」など，対応している静磁場強度が明確にわかるような記載方法が望ましいと考える．

今回のアンケートでは，1.5T 未満の装置は 1 台のみであったが，国内の静磁場強度別の設置台数を調べたグラフを示す（**図 26**）．2021 年 7 月のデータであるが，1.5T 未満の装置もかなり稼働していることが分かる．このような装置で検査が可能かの判断に迷うことがある．記載されている静磁場強度より低ければ，安全性には問題ないと考える場合も少なくないと考える．

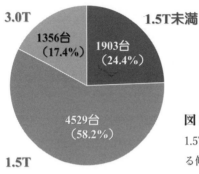

図 26 静磁場強度別設置台数（2021 年 7 月時点の台数）
1.5T 未満の装置も 1/4 程度稼働している．3T 装置が増加する傾向にある．

IMD の多くは，条件付きで MRI 検査が可能な MR conditional に分類される．心臓ペースメーカや人工内耳などの能動型インプラント（active implant）に関しては，添付文書に「全身 SAR」と「頭部 SAR」の両者が記載されている場合がほとんどである．一方，受動型インプラント（passive implant）であるステントや整形外科用金属に関しては，「全身 SAR」の記載はあるものの，「頭部 SAR」に関してはほとんど記載がない（今回調べた範囲内では 100% 記載がなかった）．このような IMD が存在する場合，頭部検査時の SAR（頭部 SAR）の設定は，どのように考えれば良いのか．添付文書に記載されている全身 SAR が通常操作モードの上限と同じであれば，頭部 SAR も通常操作モードの上限である 3.2W/kg と考えて対応する可能性があるのではないかと思われる．

今回のアンケートでは，全身 SAR の数値のみ記載がある場合の頭部 SAR の設定について，「頭部の通常操作モード（3.2W/kg）で検査を実施」が 70 施設（52%），「記載されている全身 SAR を超えないように撮像条件を管理して検査を実施」が 60 施設（45%），「その他」4 施設（3%）であった（**図 22**）．予想よりも「記載されている全身 SAR を超えないように撮像条件を管理して検査を実施」との回答が多かった．これは，アンケート調査実施前に，一般社団法人・安全な MRI 検査を考える会で，「体内デバイスと MRI 検査－添付文書は安全を担保する－」と題して，MRI の撮像条件になどに関する添付文書の記載内容に関して取り上げ，本テーマに関しても議論したことが影響したのではないかと思われた．

撮像時間に関する記載についても，添付文書によりかなり異なっている．1 検査のトータルスキャン時間なのか，1 スキャン（1 sequence）の撮像時間なのかが不明な場合もある．「最大全身平均比吸収率（SAR）：2W/kg 未満で 15 分以下の MR スキャン」と記載されている場合，1 検査のトータルのスキャン時間を示していると思われるが，1 スキャン（1 sequence）の時

間と判断して対応する可能性も否定できない.

　今回のアンケート調査でも，上記の記載に関してどのように判断して検査を実施するかを尋ねたところ，「1スキャンの撮像時間が15分以内と解釈し，15分未満のスキャンであれば回数に制限がないと判断する」が40施設（30％）であった．「1検査のトータルのスキャン時間が15分以下と判断する」は，94施設（70％）であった（**図23**）．「一度のMRI検査におけるスキャンタイムが30分以内であること．」や「RFオンでの累積アクティブスキャン時間は30分以下／回とすること．」等の記載であれば，検査担当者にとってわかりやすいと考える．1スキャンの時間なのか，1検査当たりの撮像時間の合計なのかが明確にわかる記載が望ましいと考える.

　記載がない添付文書も散見されるが，この場合は安全性に配慮しながら検査を施行することになる.

　添付文書を読んでいると，単位に「T^2/m」が使用されている用語を最近見かける．用語としては，調べた範囲内では「静磁場と空間磁場勾配の積」，「発生磁場強度」及び「製品の磁場と空間磁場勾配電磁場」の3種類が用いられていた．これらは，1番目の記載にあるように，静磁場強度と静磁場の勾配である空間磁場勾配の積を示したものである.

　「静磁場強度」と「静磁場の勾配である空間磁場勾配」の2種類が記載されている添付文書，「静磁場強度」と「静磁場と空間磁場勾配の積」の2種類が記載されている添付文書，「静磁場強度」と「静磁場の勾配である空間磁場勾配」及び「静磁場と空間磁場勾配の積」の3種類が記載されている添付文書が存在する．初めて「静磁場と空間磁場勾配の積」の数値が記載されている添付文書を見たときに，空間磁場勾配の制限値をどのように考えるかが不明であった.

　MRIの装置メーカから提供されるデータは，静磁場強度や空間磁場勾配などである．静磁場と空間勾配磁場の積（T2/m）に関しては，データとして提供されていないと思われる．このような状況下で，この値をどのように捉えて検査を行う必要があるかを，添付文書の実際の記載例を示して，安全側に立って考えてみたい.

【実際の記載例1：IMD A】

　「静磁場強度：1.5テスラ及び3.0テスラ」，「静磁場の勾配：30テスラ/m」との記載があり，「静磁場と空間磁場勾配の積」の記載がない場合（多くのステントの添付文書はこのような記載である）.

　1.5T及び3.0T共に静磁場の勾配である空間磁場勾配は30T/mまで対応可能と解釈できると思われる.

【実際の記載例2：IMD B】

　「静磁場強度：1.5テスラ及び3.0テスラ」，「静磁場と空間磁場勾配との積：23T^2/m未満」との記載があり，「静磁場の勾配である空間磁場勾配」の記載がない場合.

　MRI装置メーカ提供のデータには，静磁場の勾配である空間磁場勾配が記載されているため，この値を求めて対応する必要がある．静磁場強度1.5Tとした場合は，（23T^2/m）/ 1.5T ＝15.3T/mとなり空間磁場勾配の制限は15.3T/mと考えることになる．一方，静磁場強度3.0Tとした場合は，（23T^2/m）/ 3.0T ＝ 7.7T/mとなり空間磁場勾配の制限は7.7T/mと考えることになる．このように，静磁場強度と静磁場と空間磁場勾配との積が記載され，空間磁場勾配の

値が記載されていない場合は，計算により空間磁場勾配の上限を求め対応することになると考える．

【実際の記載例3：IMD C】

「静磁場強度：1.5 または 3.0T（テスラ）」，「静磁場強度の勾配：25T/m 未満」及び「静磁場と空間磁場勾配との積：50T^2/m 未満」の3種類の記載がある場合．

「静磁場強度の勾配である空間磁場勾配」と「静磁場と空間磁場勾配の積」のいずれかを満たす値で考えるか全ての条件を満たす安全側の値を上限と考えるかで対応が異なる．現状では，後者で対応せざるを得ないと考えられる．

1.5T の場合は，1.5T × 25T/m = 37.5T^2/m となり「静磁場と空間磁場勾配との積：50T^2/m 未満」より低いため，「静磁場強度の勾配：25T/m 未満」で対応可能と考える．一方，3.0T の場合空間磁場勾配の上限は，(50T^2/m)/3T = 16.7T/m となり，「静磁場強度の勾配：25T/m 未満」との記載はあるものの，空間磁場勾配は 16.7T/m が上限と安全側で解釈することになる．ここで注意しなければならない点は，1.5T の場合に（50T^2/m）/1.5T = 33.3T/m と計算して空間磁場勾配の上限が 33.3T/m まで許容と考えると，25T/m 未満との記載と矛盾することになる．この場合は，静磁場強度の勾配は 25T/m 未満を守った対応が無難と思われる．

ガントリー付近の静磁場勾配が一番強い部分は，静磁場強度 1.5T（3.0T）より低いので，かなり安全なマージンを見ていることになると考えることができるが，「静磁場強度」，「静磁場の勾配である空間磁場勾配」，「静磁場と空間磁場勾配との積」の3種類の値が記載されていた場合は，全ての条件を満たす安全側の数値で対応せざるを得ないのが現状であると考える．

今回調べた範囲内では，「静磁場と空間磁場勾配との積」が記載されている添付文書はそれほど多くなかったが，今後このような記載が増える可能性がある．「静磁場強度」，「空間磁場勾配」及び「静磁場と空間磁場勾配との積」がどのような形式で記載されているかにより考え方が異なる．静磁場強度の勾配である「空間磁場勾配」の制限値をどのように考えるかについては，その正しい解釈を啓発していく必要がある．「静磁場強度」，「静磁場強度の勾配」，「静磁場と空間磁場勾配との積」の記載内容の確認とその対応に注意が必要である．

添付文書内の MRI 検査の撮像条件に関する記載についての意見や要望に関しては，「記載方法の統一」，「用語の統一」を望む意見が多かった．記載内容の解釈が難しいとの意見も多く，「撮影時間など，記載内容が分かりにくい．」，「オペレータが理解しやすい表現に変更すべきである．」，「誰が読んでも同一解釈となる文言で作成して頂きたい．」等の記載も多かった．図21〜23 の結果から分かるように，施設によって解釈が異なっている．これを防止する観点からも，平易な表現，明確な記載，併せて用語の統一が重要と考える．「MRI 撮像条件に特化した項目を追加してほしい．」との意見もあった．現状では，「使用上の注意」に記載されていることがほとんどではあるが，まれに他の項目に記載されている場合もある．添付文書の記載項目は，17項目が定められている．基本的には4枚（両面8頁）以内で記載される．その記載内容は記載要綱で細かく定められているため，MRI に特化した項目の追加は難しいかもしれないが，記載箇所を統一することは検査担当者にとっては重要な点である．

「全ての IMD の添付文章に MRI の記載が欲しい．」との要望に関しては，令和元年（2019年）8月1日に厚生労働省からの通知により[1)]，数年後には対応されるものと推察する．「添付文書にも MR safe, MR conditional, MR unsafe のマークの表示．」や「添付文書の1枚目に『注意：

参考文献1

この医療機器は MRI conditional です』等の記載があるとわかりやすい.」等，添付文書の 1 枚目に MR 適合性が分かるような記載（表示）を要望している意見もあった.

「第一次水準管理操作モードを想定した安全性試験を行ってほしい. 少なくとも通常操作モードを想定してほしい.」や「1 検査のトータルのスキャン時間が 15 分以下の場合，検査が終わらないことも予想されるので，30 分までのデータで記載してほしい.」など，通常検査を実施するうえで，撮像条件が制限されることにより検査が十分にできないことに関する要望もあった.

添付文書の記載内容が充実することにより，患者の安全を担保しながら検査が実施できることになり，見やすく，分かりやすい添付文書を多くの検査担当者が望んでいることが判明した意見ではないだろうか.

今回のアンケートでは取り上げなかったが，コイルに関してもどのように判断するかが難しい記載もある. 添付文書に実際に記載されている文言を**図 27** に示す. IMD-A の記載の「頭部用 RF 送信コイル」の使用不可は，頭部用の送受信コイルが含まれると思われる. 現在は，アレイコイルでの受信が多くなっており，頭部用の送受信コイルを用いた検査は少ないとは思われるが，注意が必要である. また，「マルチチャンネル送信コイル」は使用しないことに関しても注意が必要である. 3T 装置の多くは，マルチチャンネル送信になっていると思われる. 装置メーカ 2 社に確認した所，新しいバージョンの装置では，ユーザーが間接的に変更可能であるとの回答と，すべての 3T 装置がマルチチャンネル送信になっており，ユーザーが変更することはできないとの回答であった. 送信方法を変更できない装置の場合は，このような記載がある IMD が存在する場合は，検査ができないことになる. IMD-B の記載である「RF 励起はクワドラチャ（QD）または円偏波（CP）方式に限ること」に関しては, IMD-A の「マルチチャンネル送信コイルは使用しないこと」と同じことを言っていると解釈することができる. このように，同じ内容の制限でも記載方法が異なる事も少なくないので，検査担当者は記載内容を正しく判断できるようにしておく必要がある.

IMD-A

3.0T の場合，頭部用 RF 送信コイルまたはマルチチャンネル送信コイルは使用しないこと（電極コンタクトが発熱することがある）.

IMD-B

3T の MRI 装置での撮像において，RF 励起はクワドラチャ（QD）又は円偏波（CP）方式に限ること.

図 27　添付文書上の記載例

添付文書の記載内容とは関係ないが，ステントや整形外科用金属等，体内に IMD が存在する場合の撮像条件の設定についても調査した.

体内に IMD が埋め込まれている場合，その添付文書を必ず確認して撮像条件を設定している施設は，14/134 施設（11%）と予想以上に少なかった. 添付文書上の製品名が分かれば確認するが，分からなければ通常操作モードで検査を施行している施設が 62/134 施設（46%）と，

約半数であった．全て通常操作モードで検査を施行している施設も 34/134 施設（25%）であった．その他は 24/134 施設（18%）であった．その他の記載内容は**表 12** に示した．

表 12　その他の記載内容

特殊なインプラントは添付文章で確認ご対処．一般的なインプラント埋め込みの撮像は通常操作モードで行っている．
可能な限り 1.5T 装置で対応．
電子デバイスのみ撮影条件の変更を行っている．その他のインプラント（経験上安全の担保が取れるもの）に対しては特に撮影条件の変更を行っていない．
ペースメーカー以外は first level で撮像している．
3.0T での撮像は避け 1.5T での撮像を行っている（添付文書での確認は行っていない）．
頭部の検査で頭部に体内インプラントがある場合には通常操作モードを使用している．体幹部の検査では，体内インプラントがあっても第一次水準管理モードを使用している．

　体内に埋め込まれている IMD の名称が分からない場合の対応に関しては，検査を実施するかしないか，どのような条件で実施するかは，各施設で苦労しているものと思われる．その判断の一つが通常操作モードでの検査実施になっているように考えられる．しかしながら，MR conditional となっている IMD の撮像条件は多様であり，通常操作モードで検査を行えば安全が担保されるとは言い切れない．特に，装置の性能である空間磁場勾配の値は大きく異なる．また，撮像条件により決定する SAR に関しても通常操作モードより低い値が制限になっている IMD も少なくない．IMD に関する正確な情報を検査室に伝えること，添付文書の重要性，添付文書の確認方法，検索方法などに関して，検討をしていかなければならないと考える．

　記載内容が理解しやすい（分かりやすい）添付文書と，その添付文書の記載内容を正しく解釈して検査に正確に反映させることは，MRI 検査の安全を担保するための車の両輪である．両者の環境を整備してくことで，より安全な MRI 検査に繋がっていくものと考える．

　ある施設の事例を紹介する．MRI 検査後に調子が悪くなったが，前回の検査でデバイスカードの提示を求められなかった．このカードに記載されている条件を守って検査を実施したのか確認を求められている．幸い，撮像条件的には問題なかった．今後，同様な事例で添付文書に記載されている条件を守って検査を実施したのかの確認を求められる可能性もあるため，IMD の正確な情報の把握と，添付文書の検索方法や添付文書の記載内容の正しい解釈などを，どのように効率よく実施していくかは大きな課題である．

5．まとめ（検査担当者にとってわかりやすい記載）

　某ステントに記載されていた MRI に係わる記載内容を例にとり，どのような記載を検査担当者が望んでいるかを追記する．

　MRI に関わる内容として，「1.5 Tesla 及び 3.0 Tesla の静磁場 750 Gauss/cm 以下の傾斜磁場通常の操作モードまたは 1.5 Tesla または 3.0 Tesla の MR 装置による 15 分の MR 走査で，全身にみる特異吸収率（SAR）が最大 2.0 W/kg」と記載があった．内容は理解できるが（MRI 検査担当者は，このような記載でも撮像条件は理解しなければならないと思うが），空間磁場勾配を傾斜磁場と記載したり，全身平均比吸収率が全身にみる特異吸収率と記載したりしている．検査担当者が理解しやすいような記載を考えると，

> ・静磁場強度：1.5 Tesla 及び 3.0 Tesla のみ
>
> ・最大空間磁場勾配：750 Gauss/cm（7.5T/m）以下
>
> ・全身平均比吸収率（SAR）：2.0 W/kg 以下
>
> ・頭部平均比吸収率（SAR）：2.0W/kg 以下
>
> ・1検査のトータル（累積）スキャン時間：15分以内
>
> ・受信コイル，送信コイルには制限なし
>
> ・この条件下ではステント留置後直ちに MRI を行うことが可能である．

　以上のように表記することを提案したい．検査担当者が分かりやすい記載は，MRI 検査の撮像条件を適切に管理できることになり，患者にとっても安全な MRI 検査を担保することにつながる．

　IMD の添付文書に関しては，①平易な表現，②明確な記載，③用語の統一が重要であり，検査現場からもその要望が多かった．添付文書は，医療行為を行う上での重要な公的文書といえる．検査においては，添付文書を参考に使用条件（使用コイル，SAR の制限値，適応静磁場強度，患者体位など）を遵守する必要がある．設定値の判断が難しい場合は，「すべての条件を満たす安全側の数値」で対応せざるを得ないのが現状である．

　「医療安全」に対する社会の関心が高まっている現状において，検査の安全を担保するためにも，添付文書に記載されている情報の確認と，その情報を正しく解釈することが重要である．そのためにも，繰り返しになるが「平易な表現」，「明確な記載」及び「用語の統一」の3点が重要と考える．

　令和元年（2019年）8月1日に厚生労働省からの通知により，金属が含まれる植込み型医療機器の添付文書には，MRI 検査に関する安全評価についての記載が義務付けられた[1]．数年後には添付文書の記載内容が充実し検査担当者が利用しやすくなると思われるが，添付文書を記載する製造・販売側と MRI 検査を行う検査担当者側で意見交換することはきわめて有用なことである．今後，医療機器の MRI 安全性情報の添付文書記載に関するセミナーが継続して開催されることを大いに希望するところである．

【参考文献】

1．植込み型医療機器等の MR 安全性にかかる対応について（薬生機審発 0801 第1号，薬生安発 0801 第4号）：令和元年8月1日．https://www.japal.org/wp-content/up-loads/2021/08/20190801_msk0801-1.pdf

索引

RF による発熱作用 50

RF による火傷 51

圧可変式シャントバルブ 30

医科診療報酬点数表 31

一般医療機器 91

一般社団法人・安全な MRI 検査を考える会
.... 21, 49, 73, 115

医療機器修理業許可証 35

医療機器のクラス分類 91

液体ヘリウム 86

SAR 50, 52, 58, 102

エマージェンシースイッチ 79

MRI 検査説明書 25

MRI 検査に関する安全評価 99

MRI 専用ストレッチャー 44, 47

MRI 専用の車椅子 44, 47

MRI 専用の点滴スタンド 45, 47

MR 適合性 56, 99, 101

MR unsafe 56, 101

MR conditional 56, 101

MR safe 56, 101

MR 装置始業終業点検表 38

MR 適合性検索システム 57, 98

画像診断管理加算 109

画像診断管理認証機構 111

画像診断管理認証施設認定書 111

ガドリニウム造影剤の副作用 32

カラーコンタクトレンズ 51, 60

管理医療機器 91

吸着事故 42, 48, 49

強磁性体 42

禁忌項目 20, 25

金属 artifact 30

空間磁場勾配 101

クエンチ 84, 86

傾斜磁場 105

経皮吸収貼付剤 51, 75

高周波利用設備 15

高度管理医療機器 91

コールボタン 30

最大空間磁場勾配 103

止血クリップ 64

自己認証 101

磁性体センサー 46, 49, 50

持続自己血糖測定器（リブレ） 66

磁場時間変化率（dB/dt） 105

受動型インプラント 102

条件付き MRI 対応神経刺激装置 20, 30

条件付き MRI 対応人工聴覚器 30, 56, 101

条件付き MRI 対応不整脈治療デバイス
.... 20, 30, 56

使用後点検（終業点検） 38, 98

使用前点検（始業点検） 38, 98

スリューレート 104

整形外科用の金属材料 66

静磁場強度 101

静磁場と空間磁場勾配の積（T^2/m） 105

設置管理医療機器 16, 91

総務省関東総合通信局 15

第 1 次水準管理操作モード 50, 66

立入検査 19

通常操作モード 50, 66, 102

定期研修 38, 98

添付文書 34, 88

特定保守管理医療機器 16, 91

独立行政法人医薬品医療機器総合機構（PMDA）
.... 57, 98

日本画像医療システム工業会（JIRA）.......... 42, 73

日本磁気共鳴専門技術者認定機構 64

日本磁気歯科学会 62

能動型インプラント 102

パワーアンクル 72, 73

B_{1+RMS} 67, 103

不整脈デバイス患者の MRI 情報検索サイト 63

ヘリウムガス 86

保温下着 52

保守点検 34, 98

保守点検計画 34

保守点検計画表 109

夜間・休日の緊急 MRI 検査 47

薬機法 88

あとがき

　MRI検査の安全管理に関わる成書が多くある中で，本書を手に取って最後まで読んでいただきありがとうございます．医療現場で日々のMRI検査に従事されている診療放射線技師や臨床検査技師の方々の参考になれば，こんな嬉しいことはありません．

　日常の検査で，患者さんに「安全で安心なMRI検査」を受けていただくためには，MRI検査の安全管理は重要であり，検査を担当する医療従事者の責務と言っても過言ではありません．

　筆者は，昭和62年から長らくMRI検査を専門に担当してきた者として，MRI検査の安全管理の重要性とその難しさを多く経験して今日に至っております．静磁場，RF磁場，傾斜磁場及び体内に埋め込まれた医療機器の安全管理は，安全で安心できるMRI検査にとって何よりも重要であると思います．特に，静磁場による強磁性体の吸着事故，RF磁場による発熱（火傷）などは，日常の検査でも決して少なくありません．また，体内に医療機器が埋め込まれている場合に,検査が可能か不可能かの判断に迷うことも少なくありません．本書では，日々のさまざまなケースにおいて迅速に対応できるように，関係する論文，資料，指針や通知などの諸情報を2次元コードの利用により，その場で確認できるように配慮しました．

　日々のMRI検査における安全管理に苦労している検査担当者のすべての皆様が，本書から「安全で安心なMRI検査」を患者さんに受けていただくためのヒントを少しでも汲みとっていただき，日常のMRI検査の中に活かしていただくことを心から願っています．

　本書を発刊することになったきっかけは，師と仰ぐ佐藤幸光先生（人間総合科学大学人間科学部教授）から，長年の経験を踏まえて蓄積してきた多くの知識を一冊の書物としてまとめ，「安全で安心なMRI検査」を医療現場や教育現場に根づかしていくべきと強く要請されたことで，一念発起し，ここに上梓する運びとなりました．

　本書を執筆する際にあたり，現在の職場であるさいたま市立病院の双木邦博技師長，佐藤吉海副技師長及び藤田功前技師長に大変お世話になりました．また，貴重な資料や動画などを快く提供していただきました，汲田伸一郎先生（日本医科大学付属病院放射線科主任教授，院長），安全なMRI検査を考える会の平野浩志代表理事（抱生会丸の内病院），土井司代表理事（高清会高井病院技師長），石川聰代表理事（株式会社GROW代表取締役）並びに内田幸司理事（情報通信研究機構），山本晃義理事（共愛会戸畑共立病院技師長）に心より感謝申し上げます．

　最後に，本書の執筆の機会を与えて下さり，筆者の遅筆になりがちの際にも，忍耐と寛容をもって対応していただいた医療科学社・古屋敷桂子社長，編集に際して貴重なアドバイスをいただき，大変お世話になった齋藤聖之氏に感謝致します．

　本書を，今日に至るまで心身ともに支えてくれました妻（俊子）に感謝の気持ちを込めて捧げたいと思います．

2025年1月吉日

土橋　俊男

土橋俊男　つちはし・としお

　昭和58年からMRIの研修を始める．昭和62年に日本医科大学付属病院放射線科にMRI装置(0.5T)の1号機が設置され，その担当となる．以来，平成17年7月の技師長就任までMRIを専門に担当．

　主な著書（分担執筆）に，『医療安全管理学　改訂2版』（放射線技術学シリーズ，オーム社，2024年），『MRI安全性の考え方　第3版』（秀潤社，2021年），『MRI応用自在　第4版』（メジカルビュー社，2021年），『救急撮影ガイドライン　改訂第3版』（へるす出版，2020年），『比べて理解　CT検査＆MRI検査』（ピラールプレス，2018年），『MR撮像技術学　改訂3版』（放射線技術学シリーズ，オーム社，2017年），『MRI集中講習　改訂版』（三恵社，2014年），『超実践マニュアルMRI　改訂版』（医療科学社，2010年），『医用画像ハンドブック』（オーム社，2010年）など多数．

昭和53年4月　日本医科大学付属病院放射線科入職
昭和62年12月　MRI検査担当
平成17年7月　日本医科大学付属病院放射線科技師長拝命
令和4年3月　日本医科大学付属病院退職
令和4年4月　令和あらかわクリニック技師長
令和5年3月　令和あらかわクリニック退職
令和5年5月　さいたま市立病院中央放射線科
現在　さいたま市立病院中央放射線科にて勤務

MRI検査安全管理ハンドブック
——MRI装置および検査の安全管理——

価格は表紙に表示してあります。

2025年2月5日　第1版 第1刷 発行

著　者　　土橋　俊男 ©
発行人　　古屋敷　桂子
発行所　　株式会社 医療科学社
　　　　　〒113-0033　東京都文京区本郷3－11－9
　　　　　TEL 03(3818)9821　　FAX 03(3818)9371
　　　　　ホームページ http://www.iryokagaku.co.jp
　　　　　郵便振替　00170-7-656570

印刷・シナノ書籍印刷株式会社　　　製本・株式会社難波製本

ISBN978-4-86003-156-5　　　　（乱丁・落丁はお取り替えいたします。）

本書の複製権・翻訳権・上映権・譲渡権・公衆送信権（送信可能化権を含む）は（株）医療科学社が保有します。

JCOPY ＜(社)出版者著作権管理機構 委託出版物＞
本書の無断複製は著作権法上での例外を除き，禁じられています。
複写される場合は，そのつど事前に（社）出版者著作権管理機構
（電話 03-3513-6969，FAX 03-3513-6979，e-mail: info@jcopy.or.jp）の
許諾を得てください。